BASISWISSEN: Betreutes Wohnen – Hilfen zur Alltagsbewältigung

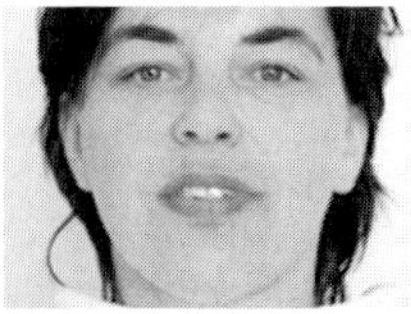

Gunda Schlichte, Jahrgang 1959, Diplom-Psychologin, arbeitete zuerst mit Jugendlichen in einem selbstverwalteten Café und ist inzwischen seit dreizehn Jahren im betreuten Wohnen in Bremen tätig.

Gunda Schlichte

BASISWISSEN: Betreutes Wohnen – Hilfen zur Alltagsbewältigung

Psychiatrie-Verlag

Die Reihe *Basiswissen* wird herausgegeben von:
Michaela Amering, Ilse Eichenbrenner, Hiltrud Kruckenberg, Clemens Cording, Michael Eink, Klaus Obert und Wulf Rössler

Schlichte, Gunda
Basiswissen: Betreutes Wohnen – Hilfen zur Alltagsbewältigung
Basiswissen 7
2. Auflage 2009
ISBN 978-3-88414-391-9

Bibliografische Information Der Deutschen Bibliothek:
Die Deutsche Bibliothek verzeichnet diese Publikation in der Deutschen Nationalbibliografie; detaillierte bibliografische Daten sind im Internet über http://dnb.ddb.de abrufbar.

Manuskriptberatung: Klaus Obert
Umschlaggestaltung: Iga Bielejec, Nierstein, unter Verwendung einer Fotografie von Kasper Bielejec, Lodz
Typografie und Satz: Iga Bielejec, Nierstein
Druck und Bindung: CPI – Clausen & Bosse, Leck

Ein Anfang mit Seefahrern und Gärten

Für mich war es immer hilfreich, dass mir von den Bewohnern und Bewohnerinnen der Eindruck vermittelt wurde, willkommen zu sein. Oft traf ich schon früh auf eine neugierige Offenheit, die häufig humorvoller als meine eigene war. Nicht nur dafür möchte ich mich zuallererst bei den von mir in all den Jahren betreuten Menschen bedanken, sondern auch dafür, dass ich ohne sie dieses kleine Buch nie hätte schreiben können. Besonders dankbar bin ich für Gespräche wie dieses:

Es war gerade erst mein zweiter Betreuungstermin mit einem Bewohner und ich hatte die Aufgabe, ihn bei der Gartenarbeit zu unterstützen. Er empfing mich schon von weitem rufend: »Hallo, haben wir uns nicht das letzte Mal in Shanghai gesehen?«

Nach kurzer Irritation – die Prinz-Heinrich-Mütze erinnerte mich gerade noch rechtzeitig an seine Seefahrer-Vergangenheit – rief ich zurück: »Nein, das kann nicht sein, in Shanghai war ich noch nie, aber vielleicht war's in Singapur?«

»Oder war's Bombay, da geht's den Menschen viel schlechter als uns, wir können froh sein!«

»In Bombay bin ich mal zwischengelandet, aber nicht ausgestiegen. Wenn es nicht in Singapur oder irgendwo in Australien war, glaube ich, haben wir uns das letzte Mal in der Wohngemeinschaft getroffen!«

»Wird wohl so sein ...«, lachend kam dieser Mann auf mich zu und wir gingen, über Reisen plaudernd, gemeinsam in den Garten. Dort zeigte er mir, was ich gießen sollte, setzte sich auf die Bank und rauchte eine Zigarette nach der anderen – das, so nahm ich mir vor, musste sich ab dem nächsten Treffen noch ändern ...

Erst später habe ich diesen Dialog als eine anschauliche Beschreibung der Betreuungsarbeit gesehen: Wir treffen uns mit den Nutzerinnen und Nutzern des betreuten Wohnens in der Wohnung, auf dem Arbeitsplatz, im Stadtteil. Ihre und unsere Vergangenheit mögen unterschiedlich sein, aber unsere verschiedenen Vergangenheiten sind wichtig für unser Erleben, für das Verstehen, für gegenseitiges Verständnis. Die meisten von uns psychiatrisch Tätigen sind ursprünglich nicht an den Orten »ausgesetzt« worden oder ausgestiegen, »wo's den Menschen ganz schlecht geht«, heißen diese Orte nun Bombay oder psychiatrische Anstalt, aber auch wir kennen problematische Orte, ähnliche Gegenden. Gleichgültig, wo wir waren, wir sind alle auf der Suche, auf dem Weg zu schönen Orten. Und wir finden auch immer wieder welche, nicht gerade das Paradies, wo andere für uns arbeiten, aber vielleicht einen Garten, den wir gemeinsam bestellen können und wo es noch eine Verhandlungssache ist, wer welche Arbeit tut.

Nur vor Rechthaberei sollten wir uns hüten, denn wo einer Recht hat, da finden wir einen festgetretenen Hof und keinen blühenden Garten, so besagt es ein arabisches Sprichwort.

So soll dieses Bändchen auch kein Rezept für die Arbeit im betreuten Wohnen sein, es kann auch keine Patente für jede Betreuungssituation liefern, vielmehr soll es in den relevanten Problemfeldern erste Orientierungen bieten, soll über dialektisch aufzulösende Gegensätze informieren und soll vor allem eine Einladung zum Dialog und zu eigener kreativer Arbeit sein.

Menschen wertschätzen

In den sechziger Jahren des 20. Jahrhunderts formulierte sich die Kritik an der psychiatrischen Versorgung. Sie bezog sich insbesondere auf:

- die psychiatrischen Institutionen als »Verwahranstalten«, in denen Veränderungen mittels disziplinierender (gewalttätiger) Interventionen durchgesetzt werden konnten, deren materielle und personelle Ausstattung sowie deren isolierte räumliche Lage, die künstliche Lebenswelten außerhalb von Ortschaften entstehen ließen, ein menschenwürdiges Leben unmöglich machten;
- das medizinisch-biologistische Krankheitsverständnis, das ein hierarchisches Gefälle zwischen den Behandlern und den Kranken festigte, abweichendes Sozialverhalten und »Irrationalität« aus dem Kontext löste, individualisierte und pathologisierte;
- die gesellschaftliche Rolle der dauerhaft psychisch erkrankten Menschen als ausgegrenzte, stigmatisierte, randständige und passive Mitglieder der Gesellschaft. (Siehe dazu etwa Foucault 1961; Goffman 1961; Dörner 1969.)

Auf den Ebenen der Versorgungs- und Organisationsstruktur, des Krankheitsverständnisses und der gesellschaftlichen wie individuellen Rolle der psychisch erkrankten Menschen sollten Alternativen gefunden werden.

Parallel zu der traditionellen Anstaltspsychiatrie, die Hospitalismusschäden und Anstaltsartefakte hervorbrachte, gab es schon früh Ansätze, die Menschen weniger gewaltsam ausgrenzten und ihren Ausdrucksformen eine größere Wertschätzung entgegenbrachten. Es war nicht etwa so, dass ein anderer Umgang mit psychisch erkrankten Menschen plötzlich neu »erfunden« wurde. Allerdings wurden Neuerungen ab Ende der sechziger Jahre in Europa verstärkt politisch durchgesetzt. Die »institutionellen Vorläufer« des betreuten Wohnens möchte ich im Folgenden kurz beschreiben, denn aus der teilweise lange in die Geschichte zurückreichenden Praxis der Familienpflege und der therapeutischen Gemeinschaften lässt sich die Vielschichtigkeit von »Integration«, der Arbeitsaufgabe des betreuten Wohnens, zusammentragen.

Die institutionellen Vorläufer

Familienpflege

Die (psychiatrische) Familienpflege hat inzwischen eine jahrhundertealte Tradition in der Stadt Gheel, nahe Antwerpen. Der Legende nach floh Dymphna in »geistiger Umnachtung« mit einem Priester nach Belgien, um dem »heidnischen« Vater zu entgehen, der sie heiraten wollte. Die Flucht war nicht erfolgreich, denn der Vater fand und enthauptete seine Tochter. Dymphna wurde christliche Märtyrerin und galt als Schutzheilige gegen Geisteskrankheiten; Menschen pilgerten zu ihrem Grab und baten um Unterstützung für kranke Angehörige. Die Bauern der Umgebung nahmen die geistig und psychisch erkrankten Menschen gegen ein Entgelt offenbar gern auf und hatten dadurch kostenlose Hilfen bei der Feldarbeit.
In Gheel wird die Integration geistig und psychisch erkrankter Menschen in die örtlichen Familien seither fortgesetzt.
In Deutschland wandte sich im 19. Jahrhundert der deutsche Psychiater Wilhelm Griesinger (1817-1868) gegen die damals übliche Einrichtung der Heil- und Pflegeanstalt, die »heilbare« von »unheilbaren« Menschen trennte, ohne diese Grenzziehung begründen zu können. Er plädierte für ein neues Versorgungssystem, in dem die Familienpflege systematisch einbezogen war:
Einerseits sollte es »Stadtasyle« in der Nähe anderer Kliniken für vorübergehende Aufenthalte geben, sodass der Kontakt zu Familien und Freunden erhalten bliebe. Andererseits sollten dauerhaft erkrankte Menschen, deren soziale Verhältnisse zerbrochen waren, auf dem Land in kleinen »Kolonien mit freier Verpflegungsform« leben und arbeiten. Für »gefährliche«, »chronisch turbulente« Menschen war dort eine geschlossene Ab-

teilung vorgesehen, andere könnten als »Pensionäre« in »anständigen« Familien in der Nähe leben.
Griesingers Reformprogramm konnte sich nicht durchsetzen, immer größere Heil- und Pflegeanstalten entstanden und waren ebenfalls schnell überfüllt. Therapeutische Überlegungen gerieten mehr und mehr in Vergessenheit, es wurde nur noch nach Zustandsbildern sortiert: »ruhig – zu ruhig«, »unruhig – zu unruhig«, und die Chroniker verwahrlosten in den hintersten Abteilungen.
Zwar arbeiteten einige wenige Einrichtungen immerhin mit Teilen des Reformprogramms weiter, die Ausgrenzung war jedoch vollzogen und gipfelte während des Nationalsozialismus in der so genannten »Vernichtung unwerten Lebens«, im Massenmord. Anschließend herrschte im Land dumpfes Schweigen. Viele Täter und Täterinnen arbeiteten in den psychiatrischen Anstalten weiter, als sei nichts geschehen, um ihre eigene Rehabilitation mussten sie sich meist nicht sorgen und um die Eingliederung »ihrer« Patientinnen und Patienten kümmerten sie sich nicht.
Erst vor rund zwanzig Jahren wurde die Familienpflege in Deutschland wiederentdeckt. Die »neue« Familienpflege ist etwas jünger als das Betreute Wohnen, sie gilt ebenfalls als Alternative zur langfristigen Unterbringung in psychiatrischen Langzeiteinrichtungen. Die Gastfamilien werden zusätzlich durch ein Fachbetreuungsteam unterstützt, das nach passenden Familien sucht, bei speziellen Schwierigkeiten berät und für die Öffentlichkeitsarbeit zuständig ist.
Die Vorteile der alten wie der neuen psychiatrischen Familienpflege sind, dass psychiatrieerfahrene Menschen über die Familien Betreuungskontinuität erfahren und langfristig in Gemeinden bzw. Stadtteile integriert werden. Sofern die Arbeitskraft der aufgenommenen Menschen nicht, wie in früheren Zeiten häufiger, ausgebeutet wird und der Anpassungsdruck innerhalb und außerhalb der Familien nicht unangemessen hoch ist, wirkt dieser familiär vermittelte Alltag für manche Menschen bereichernd und stabilisierend.

MERKE → **Die Basis für die Integration psychisch erkrankter Menschen in die Gesellschaft ist ihr Leben in einem »normalen« sozialen Gefüge.**

Therapeutische Gemeinschaften

Während es sich bei der Familienpflege um die Betreuung langfristig psychisch erkrankter Menschen handelt, sind therapeutische Gemeinschaften für die Behandlung akut erkrankter Menschen entwickelt worden. Die ersten »therapeutischen Gemeinschaften« entstanden innerhalb von Krankenhäusern, zum Beispiel berichtete M. Jones (1955) über die Erfahrungen, die er ab 1945 als Leiter eines 300-Betten-Hospitals machte, das mit schwerstgestörten, aus deutscher Kriegsgefangenschaft befreiten Menschen belegt war. Durchgängig ging es um die Prinzipien Offenheit, Transparenz und Mitverantwortung. Das heißt, man hielt die Patientinnen und Patienten für grundsätzlich (mit)entscheidungsfähig und gab ihnen die Möglichkeit, ihre Umgebung, ihre Therapie mitzugestalten.

Die Einrichtungsmerkmale und Leitgedanken neuerer Ansätze (Soteria in Kalifornien, 1971 eröffnet; Soteria in Bern, besteht seit 1984; Burch-House in New Hampshire, 1978 gegründet; Windhorse, begründet 1981) lassen sich kurz zusammenfassen:

Im Wesentlichen wurden in allen Einrichtungen ersterkrankte Menschen mit psychotischen Symptomen behandelt, im Burch-House auch Menschen mit anderen psychischen Schwierigkeiten. Ausgeschlossen wurden akut suizidale und akut abhängigkeitserkrankte Menschen.

Das Krankheitsverständnis unterscheidet sich von dem der somatisch orientierten Psychiatrie: Psychische Erkrankungen, vor allem Psychosen, werden für eine nachvollziehbare, sinnvolle, menschliche Möglichkeit gehalten, für einen speziellen Bewusstseinszustand in Lebenskrisen (Mosher), für Beziehungsschwierigkeiten mit sich selbst und der Umwelt (Goldblatt/Symmes), für eine bio-psycho-sozial verursachte Informationsverarbeitungsstörung (Ciompi), für eine Hirnstoffwechselstörung in Grenzsituationen (Podvoll). Alle weisen auf die gleichzeitig vorhandenen

Kräfte zur Gesundung hin und halten Krisen für Chancen zur Re- bzw. Neuorganisation.

Die therapeutische Haltung und die daraus resultierende Beziehung ist durch eine offene, aufgeschlossene, akzeptierende Grundeinstellung gekennzeichnet. In akuten Phasen ist Dabeibleiben oder Dabeisein (»being with«) das Wichtigste, die Begleiter sollen klar und einfach auftreten, entspannend und beruhigend einwirken und den Betroffenen die Führung überlassen. Insgesamt wird die therapeutisch begleitende Beziehung als der wichtigste Bestandteil zur Stabilisierung angesehen, sie ist kommunikative Praxis, weniger zweckrationales »Behandeln«.

Der theoretische und praktische Arbeitsschwerpunkt der therapeutischen Gemeinschaft sind die »haltende« Umwelt, das entsprechend gestaltete Milieu und der hilfreiche zwischenmenschliche Kontakt sowie die Interaktion, in der psychisch erkrankte Menschen als vielschichtige Persönlichkeiten betrachtet und nicht auf die Patientenrolle reduziert werden. Der Arbeitsansatz beinhaltet, dass im Prozess des gemeinsamen Verstehens neue Ausdrucks- und Handlungsmöglichkeiten entwickelt werden können und sich das individuelle Leiden dadurch verringern lässt.

MERKE → **Integration heißt auch, Psychosen und andere psychische Erkrankungen nicht als grundsätzlich Fremdes, sondern als Ausdrucksmöglichkeit menschlichen Lebens und Leidens anzusehen. Im Kontakt zu einem gleichberechtigten Gegenüber können sie im Rückbezug auf Lebenskrisen, Beziehungskrisen und Grenzsituationen größtenteils »verstanden« werden.**

Integration findet auf strukturellen, kulturellen und sozialen Ebenen statt.

Die räumliche Ausgrenzung auszuschließen und möglichst de-institutionalisierend zu arbeiten, und zwar integrativ und umweltbezogen, die äußeren Lebensbedingungen im Sinne einer »Normalisierung« zu verändern, also die Herangehensweise der Familienpflege zu berücksichtigen, das ist eine Arbeitsorientierung des betreuten Wohnens. Ergänzt wird dies durch den Arbeitsansatz, der traditionell eher mit den therapeutischen Ge-

meinschaften verbunden werden, er betont die zwischenmenschlichen Beziehungen und versucht, das individuelle Leiden wieder in einen sozialen, interaktiven Zusammenhang zu stellen, außerdem achtet er das Selbstbestimmungsrecht der Patienten. → Soziale Netzwerke, Seiten 38, 76 f., 82
Im Rahmen der theoretischen Argumente, die auf die Wechselwirkungen zwischen Lebensbedingungen, Ausgrenzung, Stigmatisierung, Bevormundung, nichtgelingender zwischenmenschlicher Kommunikation und individueller Erkrankung hinwiesen und die Auflösung oder Reformierung der Psychiatrie nahe legten, galt das betreute Wohnen vielen Psychiatriekritikern als eine der wichtigsten praktischen Möglichkeiten.

Die Reformierung der Psychiatrie: ambulant vor stationär!

In der DDR wurde eine Veränderung der psychiatrischen Versorgung immerhin schon zehn Jahre vor der Psychiatrie-Enquête angemahnt: In den Rodewischen Thesen von 1963 wird die Abschaffung der Verwahrpsychiatrie, die soziale Integration der psychisch erkrankten Menschen und der Aufbau ambulanter und teilstationärer Dienste gefordert. Die berufliche Integration war dort besser gewährleistet als in der BRD, 80–85 Prozent der Patientinnen und Patienten hatten einen Arbeitsplatz in regulären Betrieben.
Auf Grund der zentralen Stellung der Großkrankenhäuser, der naturwissenschaftlich orientierten Krankheitslehre und der hier wie dort existierenden Nachwirkungen der NS-Zeit in den Köpfen der Menschen konnten diese Forderungen jedoch nur vereinzelt umgesetzt werden. Bevor sich etwas ändern konnte, mussten offenbar gesellschaftlich grundsätzlichere Fragen gestellt werden.
So verband zum Beispiel der italienische ← Gesellschaftsbedingungen
Psychiater Franco Basaglia die Kritik an der psychiatrischen Anstalt mit einer radikalen Gesellschaftskritik. Er wies darauf hin, dass es die Schwächsten, die Ärmsten, die Unglücklichsten sind, die ausgegrenzt und

interniert werden und unter ständiger Gewaltandrohung stünden, da sie die Schattenseiten des kapitalistischen Systems sichtbar machten und damit zu einer Bedrohung des Systems würden. Institutionen wie die Anstaltspsychiatrie dienten der staatlichen Kontrolle, entmündigten die »Insassen« und sprächen die Sprache der Macht. Arzt und Patient stünden dort in einem Verhältnis wie Herr und Knecht. Nicht der einzelne Mensch, sondern die gesellschaftlichen Bedingungen, Machtverhältnisse und Strukturen müssten verändert werden, um Abhängigkeit, Unterordnung, Entfremdung und das daraus resultierende Leiden (nicht nur der psychisch erkrankten Menschen) zu mildern.

Die politischen Zielsetzungen, mit denen sich die Anti-Psychiatrie-Bewegung identifizierte, konnten in Deutschland nicht umgesetzt werden. Die psychisch kranken Menschen waren allerdings plötzlich nicht mehr die ganz Anderen, die Fremden, die, die niemand verstehen konnte. Sie verarbeiteten ja womöglich auf ihre individuelle Weise die krank machenden gesellschaftlichen Bedingungen, unter denen viele Menschen litten. Die inhumanen Zustände innerhalb der Anstalten konnten damit nicht länger ignoriert werden, wenigstens die Menschenrechte mussten auch hier Gültigkeit erlangen. Dieser Perspektivenwechsel trug dazu bei, dass die Kritik an der »totalen Institution« Klinik zu Reformen führte.

Mit der politischen Forderung nach einer »demokratischen Psychiatrie« konnte in Italien ein Gesundheitsreformgesetz durchgesetzt werden (legge 180), das beinhaltet, dass Anstalten geschlossen und eine gemeinwesenorientierte Versorgung aufgebaut werden sollten. Triest (eine Wirkungsstätte Basaglias) wurde zum Vorbild einer kommunalen Versorgung, die die Kranken in die Gemeinde integrierte, die dort vorhandenen Ressourcen nutzte und durch Zentren für geistige Gesundheit weiterzuentwickeln versuchte.

In den siebziger Jahren des vergangenen Jahrhunderts sollte das betreute Wohnen in Deutschland, ähnlich wie in Italien, eine Alternative zur psychiatrischen Klinik sein und innerhalb der Gemeinden Veränderungen anstoßen, die ein humaneres, demokratischeres Zusammenleben ermöglichen würden. Diese Sichtweise ergänzt die bloße »Integration in ein normales Umfeld« um die kritische Betrachtung dieses sozialen Systems, aus welchem heraus sich Auffälligkeiten und Erkrankungen schließlich auch entwickelt haben.

MERKE → **In und mit der Gemeinde zu arbeiten heißt nicht ausschließlich, einen einzelnen Menschen zu betreuen, sondern Einfluss zu nehmen auf das gesamte soziale Gefüge.**

Institutionen, in denen Gleichberechtigung und Gegenseitigkeit nicht existieren können, sollten aufgelöst und die gesamte Psychiatrie wieder in einen multidisziplinären Zusammenhang (Philosophie, Sozialwissenschaften, Psychologie etc.) gestellt werden, also nicht ausschließlich ein von der Medizin dominiertes Arbeitsfeld bleiben. Die psychosozialen Hilfen sollten vollständig in die Alltagswelt integriert werden. Dass die »Psychiatrie« überwunden werden könne, blieb eine Utopie, und doch veränderte sich vieles: Die Reformierung der deutschen Psychiatrie wurde 1975 durch den vollständigen Bericht der Psychiatrie-Enquête eingeleitet. Ihre vier Hauptempfehlungen stellen noch heute die nach wie vor bestehenden Anforderungen an eine angemessene psychiatrische Unterstützung dar:

- gemeindenahe Versorgung,
- bedarfsgerechte und umfassende Versorgung *aller* psychisch Kranken und Behinderten,
- Koordination aller Versorgungsdienste,
- Gleichstellung von psychisch und somatisch Kranken.

Damit war eine Grundlage für die Integration psychisch erkrankter Menschen geschaffen. Parallel dazu konnte das medizinische, an körperlichen Defiziten orientierte Krankheitsverständnis um den psychosozialen Faktor erweitert werden.

Das bio-psycho-soziale Krankheitsverständnis

Was genau dazu führt, dass einzelne Menschen an Erlebens- und Verhaltensmustern »festhalten«, denen Krankheitswert zugesprochen wird, kann letztlich nicht mehr durch eine einzige Ursache erklärt werden. Heute wird davon ausgegangen, dass genetische Faktoren in Kombination mit ungünstigen psychosozialen Faktoren zu einer besonderen Verletzlichkeit führen, zu einer dispositionellen »Vulnerabilität«.

ABBILDUNG 1 **Vulnerabilitäts-Stress-Modell** von J. Zubin

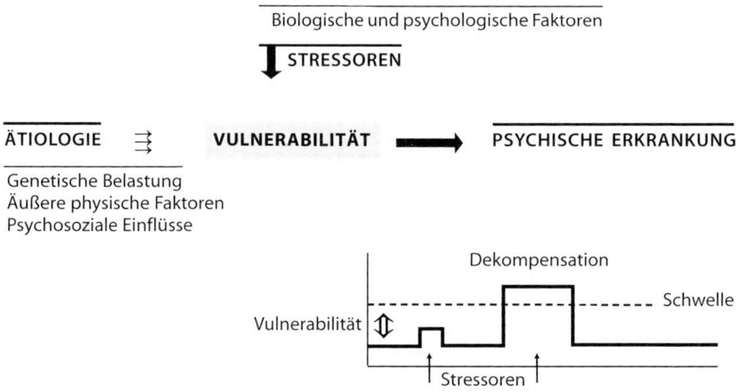

Spätere Belastungen (Stress), etwa durch so genannte Life-Events wie die Ablösung von den Eltern, der Tod einer vertrauten Person, die Geburt eines Kindes, die Trennung von einem Partner, der Verlust des Arbeitsplatzes, können zum Auslöser für eine psychische Erkrankung werden, wenn nicht genügend Ressourcen vorhanden oder aktivierbar sind, um mit der aktuell schwierigen Situation umzugehen.

Fast alle Fachleute gehen heute von einer multifaktoriellen, bio-psycho-sozialen Verursachung psychischer Erkrankungen aus. Alle Faktoren beeinflussen sich wechselseitig und können sowohl als Ursache gesehen werden als auch als Folge einer anderen Störung. Hirnorganische Störungen oder Störungen des Hirnstoffwechsels verändern Wahrnehmung und Denken und können damit das psychische Gleichgewicht aus der Balance bringen, sie können aber auch die Folge einer psychischen Erkrankung sein. So haben zum Beispiel Traumatisierungen unmittelbare Folgen für Struktur und Arbeitsweise des Nervensystems. Diese Veränderungen sind aber reversibel. Psychotherapie oder ein gutes soziales Netz können offenbar auch die Hirnphysiologie positiv beeinflussen.

Einigkeit herrscht darüber, dass besonders der Verlauf psychischer Erkrankungen von sozialen Faktoren beeinflusst wird, von kulturellen Überzeugungen, vom sozialen Status, von der soziomateriellen Situation, von unterstützenden Netzwerken und vom emotionalen Klima im sozialen Nahraum.

Auf dieser Basis struktureller (Versorgung) und theoretischer Veränderungen (Krankheitsverständnis) wurde das betreute Wohnen fester Bestandteil der Versorgungsplanung. Die historischen, gesellschaftlichen und wissenschaftskritischen Erkenntnisse fanden in modifizierter Form Eingang in die Betreuungskonzepte.

Im Lebensalltag Unterstützung anbieten

Betreutes Wohnen: nicht alternativ, sondern komplementär

Das betreute Wohnen für psychiatrieerfahrene Menschen hat heute, in der veränderten Versorgungsstruktur, die Aufgabe, seelisch behinderte, chronisch erkrankte Menschen in die Gemeinde zu integrieren. Es wird als eine zu den Krankenhäusern »komplementäre« Einrichtung gesehen, die der sozialen Rehabilitation dient und (lange) Klinikaufenthalte vermeiden helfen soll.

Anfangs wurde betreutes Wohnen als Teil einer »therapeutischen Kette« verstanden: Klinik – (Übergangs-)Wohnheim – betreutes Wohnen – Selbstständigkeit, allerdings findet sich dieser Rehabilitationsweg in der Realität eher selten. Möglicherweise funktioniert er deshalb nicht, weil jede Einrichtung der »Kette« unter dem Erfolgsdruck steht, den Nutzer weiterzugeben, und sich dieser so »entwickeln« muss, dass er in die nächste Einrichtung hineinpasst. Menschen reagieren jedoch auf solche technisch-formalisierten Anforderungen häufig widerspenstig oder gar nicht, und sollten sie doch so »freundlich« sein, dann bringt der Beziehungsabbruch vielleicht die nächste Krise und in der »Kette« geht es wieder rückwärts.

In dem Bericht, den die Expertenkommission 1988 vorlegte, wird auf den Lebensalltag von Bürgern und Bürgerinnen fokussiert, nicht auf Einrichtungen mit Patientinnen und Patienten. Es werden nicht mehr einzelne Institutionen unter fachpsychiatrischen Gesichtspunkten empfohlen, sondern *Bereiche von Hilfen*, die jeweils eine Funktion in Richtung auf die Grundbedürfnisse der Menschen beschreiben:

- das Grundbedürfnis auf medizinisch-soziale Grundversorgung (Funktionsbereich: Behandlung und Rehabilitation),

- das Grundrecht auf eine angemessene Wohnung (Funktionsbereich: Wohnen),
- das Grundbedürfnis nach sinnvoller Betätigung, Entfaltung der Persönlichkeit, Teilnahme am beruflichen Leben (Funktionsbereich: Hilfen im Arbeitsleben),
- das Grundbedürfnis nach menschlichen Kontakten und Teilhabe an den Rechten (Funktionsbereich: Hilfen zur sozialen Teilhabe und Verwirklichung materieller Rechte).

Die einzelnen Anbieter wie etwa die Klinik, der Sozialpsychiatrische Dienst, Wohnheime, Tagesstätten, berufliche Rehabilitationseinrichtungen und das betreute Wohnen können und sollen nicht alle Funktionsbereiche abdecken, sie werden vielmehr zur Zusammenarbeit aufgefordert (»Verbund«).

MERKE → Im Zentrum des professionellen Handelns steht der Einzelne mit den Schwierigkeiten, die in seinem Alltag auftreten, nicht die psychische Erkrankung als solche. Arbeitsziel ist die größtmögliche Selbstständigkeit der Bewohner.

Der gemeindepsychiatrische Verbund

Zum gemeindepsychiatrischen Verbund gehören neben den Einrichtungen, die ambulant, teilstationär und stationär psychiatrisch, psycho- und soziotherapeutisch arbeiten, auch die komplementären und rehabilitativen Einrichtungen, die Hilfen in den Bereichen Wohnen, Arbeit, Tagesstrukturierung und Freizeit anbieten.

Der Dachverband Gemeindepsychiatrie empfiehlt 1,2 ambulante Betreuungen und 0,4 Heimplätze je 1000 Einwohner und rät von einer Begrenzung, einer Kontingentierung des betreuten Wohnens ab. Von diesen Zahlenverhältnissen sind wir noch weit entfernt, sie zeigen allerdings schon, wie sehr der Anteil der ambulanten Arbeit im Funktionsbereich »Wohnen« in Zukunft zunehmen könnte. In Bremen etwa, einer bezüglich des betreuten Wohnens sehr gut ausgestatteten Region, gab es zum Stichtag

31. Dezember 2003 für ca. 560.000 Einwohnerinnen und Einwohner laut »Steuerungsstelle Psychiatrie« 433 Plätze im betreuten Wohnen, 211 Heimplätze und 13 »Nichtbehandlungsplätze« in der Klinik.
Die einzelnen Bausteine und Einrichtungen variieren insgesamt regional stark, am vollständigsten ist das Angebot psychiatrischer und rehabilitativer Hilfen in den Großstädten.
Hier eine Darstellung des gemeindepsychiatrischen Verbundes, angeordnet rund um das betreute Wohnen:

ABBILDUNG 2 Verbundsystem

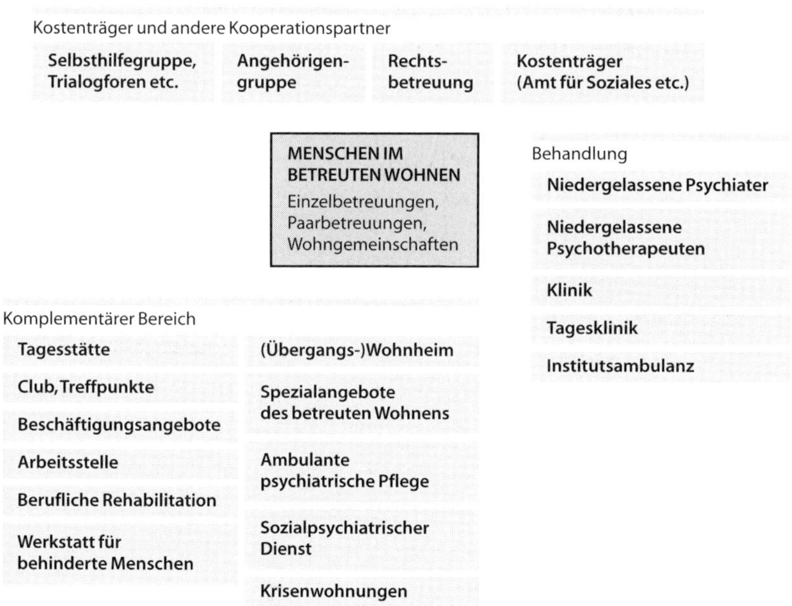
Kostenträger und andere Kooperationspartner
Selbsthilfegruppe, Trialogforen etc.
Angehörigengruppe
Rechtsbetreuung
Kostenträger (Amt für Soziales etc.)
MENSCHEN IM BETREUTEN WOHNEN
Einzelbetreuungen, Paarbetreuungen, Wohngemeinschaften
Behandlung
Niedergelassene Psychiater
Niedergelassene Psychotherapeuten
Klinik
Tagesklinik
Institutsambulanz
Komplementärer Bereich
Tagesstätte
Club, Treffpunkte
Beschäftigungsangebote
Arbeitsstelle
Berufliche Rehabilitation
Werkstatt für behinderte Menschen
(Übergangs-)Wohnheim
Spezialangebote des betreuten Wohnens
Ambulante psychiatrische Pflege
Sozialpsychiatrischer Dienst
Krisenwohnungen

Für die Planung, Steuerung und Weiterentwicklung der psychiatrischen Versorgung gibt es regional unterschiedlich angesiedelte Gremien (Landesarbeitsgemeinschaften, Regionalkonferenzen etc.), an denen Kostenträger, medizinisch-psychiatrische Einrichtungen, die Träger des komplementären Bereichs, Angehörigenvertretungen und zum Beispiel der Landesverband Psychiatrie-Erfahrener teilnehmen. In der täglichen Betreuungsarbeit richten sich die einrichtungsübergreifenden Kooperationen sowohl nach den Bedürfnissen der einzelnen Nutzer als auch nach den Einschätzungen der professionellen Begleiter bzw. nach den Möglichkeiten der kommunalen Versorgungsstruktur. Dabei treten immer wieder Diskrepanzen zwischen professionellen Bewertungen und den Interessen von Nutzerinnen auf. Das hat letztlich auch damit zu tun, dass die Psychiatrie weiterhin eine gesellschaftliche Kontrollfunktion ausübt und die Klinik notfalls mittels richterlicher Genehmigung auch ein Ort für Zwangsbehandlungen und -aufenthalte werden kann. Durch die stärkere Ambulantisierung der vergangenen Jahrzehnte findet nun auch im betreuten Wohnen neben der Hilfe eine mindestens latente »Überwachung« statt.

So geht die psychiatrische Hilfe von der Vorstellung aus, dass die Bewohner und Bewohnerinnen ihren Alltag oft nicht bewältigen und gestalten können, weil ihre Eigenverantwortung eingeschränkt ist und ihre selbstbestimmte Lebensweise immer wieder zu Krisen führt. Da einige Krisen selbst- oder auch fremdgefährdend sind, setzt hier die Kontrollfunktion ein. Wichtig ist allerdings zu erkennen, dass auch zu viel Kontrolle zu einer geringen Selbstverantwortung führen und so Krisen mitforciert werden können. Diese Gratwanderung ist eine der Herausforderungen des betreuten Wohnens und aller anderen sozialen Dienste.

In diesem Spannungsfeld, ob kritische Zuspitzungen auf Grund von zu viel oder zu wenig Vorgabe, Anleitung und Kontrolle entstanden sind, bewegen sich häufig die Kooperationsgespräche im gemeindepsychiatrischen Verbund mit wechselnden Akteuren.

MERKE → **Die Unterstützungsleistungen aller im gemeindepsychiatrischen Verbund beteiligten Angebote bewegen sich zwischen Hilfe und Kontrolle. Im gemeindepsychiatrischen Verbund bemühen sich gemeinsam alle darum, eine jeweils individuell angemessene Arbeitshaltung zu finden.** → Kooperation, Seite 129

Formale Grundlagen des betreuten Wohnens

Die Rechtsgrundlage für das betreute Wohnen erwachsener psychisch erkrankter Menschen bildet in Deutschland zurzeit die so genannte »Eingliederungshilfe«, die durch die §§ 53 und 54 SGB XII geregelt ist. Hier sind dauerhafte psychische Erkrankungen mit einer (drohenden) seelischen Behinderung gleichgesetzt, es werden die möglichen Hilfen für behinderte oder von Behinderung bedrohte Menschen geregelt. Zu den Anspruchsvoraussetzungen gehört neben der krankheitsbedingten Hilfebedürftigkeit auch eine finanzielle Bedürftigkeit. Liegt diese nicht vor, dann muss der Antragsteller bzw. müssen die Angehörigen ersten Grades die Kosten für die Betreuung übernehmen.

Der § 75 SGB XII bestimmt, dass Einrichtungsträger Vereinbarungen über Leistung, Vergütung sowie über Prüfung und Qualität der Leistungen abschließen müssen. Bundesländerspezifisch liegen diesen Vereinbarungen Rahmenverträge zu Grunde, die Inhalt, Umfang und Qualität der Leistungen sowie die Zusammensetzung der Vergütung bestimmen, die der Träger der Einrichtung erhält.

Im Unterschied zum Wohnen in einem Heim ist im betreuten Wohnen die Finanzierung geteilt: Für Unterkunft, Ernährung und andere Lebenshaltungskosten kommen die Betroffenen selbst auf, reicht das eigene Einkommen nicht aus, muss individuell »Hilfe zum Lebensunterhalt« beantragt werden. Der Miet- und der Betreuungsvertrag bleiben getrennt voneinander. In Wohngemeinschaften, für die die Träger Wohnungen oder Häuser angemietet haben, wird meist ein Untermietvertrag ausgestellt.

→ **Wohngemeinschaften, Seiten 49 ff.**

Der Umfang der möglichen Betreuung variiert noch immer deutlich. Während in einigen Regionen ein Betreuer in einer vollen Wochenarbeitszeit zwölf Personen betreut (Betreuungsschlüssel 1:12), sind in anderen Regionen, hauptsächlich in Städten, Betreuungsschlüssel von 1:8 bis sogar 1:2,5 üblich. Dort kann ohne Einrichtungswechsel flexibler auf den sich ändernden Bedarf psychisch erkrankter Menschen eingegangen werden.

Seltener ist das »intensiv betreute Wohnen«: eine 24-stündige Präsenz durch Betreuung in Appartementhäusern, in denen mehrere Wohnungen angemietet sind, oder durch Wohngruppenbetreuung, wenn die Betreuungsschlüssel entsprechend hoch sind, zum Beispiel 1:1,9 (Bremen) und 1:1,6 (Berlin).

Die Angebote des betreuten Wohnens umfassen:

- betreutes Einzelwohnen,
- Paarbetreuungen und die
- Betreuung in Wohngemeinschaften (zuweilen als »teilstationär« bezeichnet).

Die Betreuung kann sowohl eine kurzfristige Bearbeitung einiger konkreter Schwierigkeiten auf dem Weg zur Selbstständigkeit beinhalten als auch eine langfristige Begleitung sein, die ein Leben außerhalb von vollversorgenden Einrichtungen dauerhaft ermöglicht.

Dies ist deshalb wichtig, da für manche Bewohner und Bewohnerinnen gilt: Nur ohne den äußeren Druck einer zeitlichen Begrenzung können jene Fortschritte im sozialen Bereich auch tatsächlich erzielt werden, die wir mit unserem Wirken beabsichtigen und fördern wollen (siehe auch Lütjen 2007).

Das betreute Wohnen ist ein Angebot für chronisch psychisch kranke Menschen sowie für jene, die von Chronifizierung bedroht sind, also für jene Menschen, denen zeitlich befristete Angebote bisher nicht ermöglichten, ein selbstverantwortliches Leben zu führen.

Psychisch krank – seelisch behindert

Juristisch relevant ist für alle Bewohner des betreuten Wohnens der Begriff der »Behinderung«. Menschen mit psychischen Problemen sind auf dieser Ebene, entsprechend den Forderungen der Psychiatrie-Enquête, körperlich erkrankten Menschen gleichgesetzt.

Definition Der Behinderungsbegriff des SGB IX ist in § 2 Abs. 1 definiert:

»Menschen sind behindert, wenn ihre körperliche Funktion, geistige Fähigkeit oder seelische Gesundheit mit hoher Wahrscheinlichkeit länger als sechs Monate von dem für das Lebensalter typischen Zustand abweichen und daher ihre Teilhabe am Leben in der Gesellschaft beeinträchtigt ist. Sie sind von Behinderung bedroht, wenn die Beeinträchtigung zu erwarten ist.«

Zwingend ist für Nutzerinnen und Nutzer des betreuten Wohnens eine Diagnose nach ICD-10 (Internationale Klassifikation psychischer Störungen), die auf eine bestimmte Erkrankung hinweist, auf Grund derer es zu mentalen Funktionsstörungen kommt. Bestehen die psychiatrischen Symptome dauerhaft (in Deutschland: länger als sechs Monate), wird von einer psychischen bzw. seelischen Behinderung gesprochen.

Im SGB IX wurden wesentliche Aspekte des Behinderungskonzeptes der Weltgesundheitsorganisation (WHO) aufgenommen. Die WHO (2001) geht in der Internationalen Klassifikation der Funktionsfähigkeit, Behinderung und Gesundheit (ICF) von drei Bereichen aus, die vor dem Hintergrund personenbezogener und umweltbedingter Faktoren (Kontextfaktoren) in Wechselwirkung Gesundheit bewirken bzw. einschränken.

Eine Person gilt nach ICF als funktional gesund, wenn:

1. ihre körperlichen Funktionen, einschließlich des geistigen und seelischen Bereichs, und ihre Körperstrukturen allgemein anerkannten (statistischen) Normen entsprechen (Stichwort: Funktionsfähigkeit, Schädigung);
2. sie all das tut oder tun kann, was von einem Menschen ohne Gesundheitsproblem (Gesundheitsproblem im Sinn der ICD) erwartet wird (Stichwort: Aktivität), und
3. sie zu allen Lebensbereichen, die ihr wichtig sind, Zugang hat und sich in diesen Lebensbereichen in der Weise und dem Umfang entfalten kann, wie es von einem Menschen ohne Beeinträchtigung der Körperfunktionen oder -strukturen oder der Aktivitäten erwartet wird (Stichwort: Teilhabe).

Wenn von psychischer Behinderung gesprochen wird, geht man von Einschränkungen in allen drei Bereichen aus.

»Die alte Streitfrage, ob eine Person im Sinne der ICF behindert *ist* oder behindert *wird*, wird mit dem bio-psycho-sozialen Modell dialektisch gelöst, da ›Behinderung‹ als negative Wechselwirkung zwischen dem Gesundheitsproblem (ICD) und den Kontextfaktoren (Umweltfaktoren, personbezogene Faktoren) einer Person betrachtet wird. Wird das Gesundheitsproblem als gegeben vorausgesetzt, dann kann der Einfluss der Kontextfaktoren auf die Entwicklung einer funktionalen Problematik beliebig zwischen ›sehr hoch‹ und ›sehr niedrig‹ sein, je nach Konstellation der Kontextfaktoren.« (Schuntermann 2005)

Unter dem Begriff »Schädigung« werden »mentale Funktionsstörungen« wie zum Beispiel Durchschlaf- und Konzentrationsstörungen, Störungen des Langzeitgedächtnisses, emotionale Labilität, Schwierigkeiten bei der Entscheidungsfindung und Störungen der Körperwahrnehmung verstanden. Einzeln klingen sie beinahe »normal«, im Kontext einer psychischen Erkrankung bezeichnen sie aber oft den Dauerstress, unter dem die Betreuten leiden.

Diese Defizite oder Schädigungen können zwar auch als Bewältigungsmechanismen verstanden werden, die sich in der Wechselwirkung mit persönlichen und umweltbezogenen Faktoren verfestigt haben, sie überflüssig zu machen ist jedoch den bisherigen therapeutischen Bemühungen mit den Menschen, die als chronisch Kranke ins betreute Wohnen kommen, nicht gelungen.

Im Betreuungsalltag wird eine mögliche Funktionsstörung zwar nicht als endgültig gegeben hingenommen, jedoch achtsam auch mit den Einschränkungen umgegangen, um die Menschen nicht zu überfordern.

MERKE → **Es geht im betreuten Wohnen um das alltägliche Leben, um Hilfen zur Stabilisierung und Eingliederung, es geht um größtmögliche Selbstbestimmung und um die Erhöhung der Lebenszufriedenheit.**

Rahmenbedingungen des betreuten Wohnens

Gesellschaftliche und kulturelle Überzeugungen manifestieren sich auch in den zur Verfügung stehenden Einrichtungen und deren Organisationsabläufen. Theoretisch und in der praktischen Arbeit können Integration, Selbstständigkeit und Mitbestimmung angestrebte und geförderte Betreuungsziele sein, die durch den institutionellen Rahmen konterkariert werden und somit nur schwierig zu erreichen sind.

Wir sollten uns deshalb bewusst sein, welche Signale durch die Rahmenbedingungen der ambulanten Einzel- und Wohngruppenbetreuung (in einigen Bundesländern »teilstationäre« Betreuung) gesetzt werden: Ob die Arbeit dadurch gebremst oder gefördert wird, ob und wie sie den Halt geben, in dem Selbstständigkeit möglich werden kann, oder ob sie so stark einschränken, so wenig flexibel oder auch so wenig integrierend und Halt gebend sind, dass Abhängigkeiten und Unselbstständigkeit gefördert werden und sich die Lebensqualität nicht verbessern kann. An einigen Leitgedanken der sozialpsychiatrischen Versorgung sollen die »institutionellen« Vorgaben des betreuten Wohnens gemessen werden.

1. Jeder Ausgrenzung und Stigmatisierung soll entgegengewirkt werden.

Der Status des »seelisch behinderten Menschen«, der nötig ist, um betreut zu werden, bedeutet für viele Menschen eine erneute Stigmatisierung. Dies liegt jedoch nicht im Einflussbereich einzelner Träger. Das betreute Wohnen begleitet Menschen in eigenen Wohnungen und bietet Wohnraum für Wohngemeinschaften in der Gemeinde an; eine räumliche Ausgrenzung ist dann ausgeschlossen, wenn dies nicht zu »Ghettobildungen« führt. Durch nachbarschaftliche Kontakte und Einbeziehung der Bewohner in Angebote des Stadtteils kann Stigmatisierung entgegengewirkt werden. Hier können Betreuungskonzepte, die nicht nur auf den Einzelnen, sondern auf ein soziales Gefüge Einfluss nehmen wollen, besonders erfolgreich sein.

2. Die Versorgung soll bedarfsgerecht und flexibel sein.

Die Betreuungsintensität kann in besonderen Situationen verändert werden, wenn verschiedene Betreuungsschlüssel verhandelt werden können.

Auch im Rahmen einer festgelegten Betreuungsfrequenz sind Veränderungen möglich. Das betreute Wohnen ist in eine Versorgungsstruktur eingebunden und kooperiert mit Anbietern anderer Dienste; die Bewohner werden angeleitet, diese zu nutzen.

3. Die Lebensqualität aller psychisch kranken Menschen soll sich verbessern.

Das betreute Wohnen soll für alle zugänglich sein, »schwierige Menschen« dürfen nicht ausgeschlossen werden. Die Kosten für das betreute Wohnen müssen individuell getragen werden, falls keine finanzielle Bedürftigkeit nach SGB festgestellt wird; dies verschlechtert die finanzielle Situation Einzelner.

4. Die Selbstständigkeit der einzelnen Person soll erhalten und gefördert werden.

Die Trennung von Miet- und Betreuungsvertrag trägt zur Unabhängigkeit bei. Die Trennung von Wohn- und Arbeitsplatz ist die Regel. Die Bewohner können bei Begutachtungen anwesend sein und werden aktiv einbezogen, sie haben im betreuten Wohnen das Recht zur Akteneinsicht. Die Hilfeleistungen, die im Alltag nötig sind, müssen mit den Bewohnerinnen besprochen und verhandelt werden.

Generell sind in den Rahmenbedingungen die Möglichkeiten gegeben, gegen Ausgrenzung, alltagsorientiert, bedarfsgerecht und flexibel zu arbeiten. Auch entspricht der »institutionelle« Rahmen weitestgehend dem Auftrag, die Selbstständigkeit der Bewohnerinnen und Bewohner zu erhalten oder zu fördern. Dieser Rahmen ist vergleichsweise wenig einschränkend, allerdings auch entsprechend wenig fürsorglich, da keine konkreten Unterstützungsleistungen außer dem regelmäßigen Besuch der Betreuer und Betreuerinnen »automatisch« angeboten werden, sie müssen erst individuell besprochen und verhandelt werden.

Insgesamt sind die Bewohner und Bewohnerinnen relativ abhängig von Wissen, Erfahrung, Einschätzungen und Persönlichkeit der Betreuer. Supervision sollte deshalb als externe Beratung und Kontrolle zum institutionellen Angebot gehören.

MERKE → Stabilität und Halt werden in großem Maße nicht durch institutionelle Regeln, sondern innerhalb der Betreuungsbeziehung vermittelt; das erfordert Engagement und einen flexiblen, persönlichen Einsatz von den Betreuenden.

Von den Betreuerinnen und Betreuern ist Sensibilität, Einfühlungsvermögen, Verantwortungsbewusstsein und Ehrlichkeit gefordert, denn die Bewohner sollen mittels eigener Ressourcen ihren Weg finden und auf diesem Weg unterstützt werden. → Empowerment, Seite 80 f.

Im Betreuungsalltag führt die Verbindung von Unterstützung und Kontrolle zu einer asymmetrischen Beziehungskonstellation zugunsten der Betreuerinnen und Betreuer, die nicht geleugnet werden sollte. Begrenzungen und asymmetrische Beziehungen sowie die Möglichkeit, notfalls Verantwortung abzugeben, können Bewohnern und Bewohnerinnen aber auch Sicherheit und Halt vermitteln.

Sollte es zu Klinikeinweisungen und -aufenthalten kommen, die von den Wohnbetreuerinnen eingeleitet wurden, ist es wichtig, dass die Betroffenen so begleitet werden, dass die Rückkehr in die eigene Wohnung von Anfang an mitgedacht und eingeplant ist. Es gibt für die Bewohner aber auch absolute Grenzen im Rahmen des Betreuungsverhältnisses:

- Gewalt gegenüber Mitbewohnern oder Betreuern,
- andauernde, akute und nicht besprechbare Suizidalität,
- dauerhafte Verweigerung der Betreuungstermine.

Häufig ist auch andauernder Suchtmittelmissbrauch ein Ausschlussgrund, es gibt jedoch niedrigschwellige Einzelbetreuungsangebote, die psychiatrieerfahrenen, Suchtmittel konsumierenden Menschen beim Erhalt der Wohnung und bei einer Basisversorgung behilflich sind.

MERKE → Es gilt ein Arbeitsbündnis herzustellen, in welchem eine sinnvolle Balance zwischen stabilisierendem Halt (Kontrolle und Hilfe) und der Selbstbestimmung der Bewohner und Bewohnerinnen gefunden werden kann. Dies kann nur überzeugend gelingen, wenn die asymmetrische Arbeitsbeziehung auf einer Haltung grundsätzlicher menschlicher Gleichberechtigung und Anerkennung basiert.

Bewohnerinnen und Bewohner achten: Menschenbild und Gesundheitsverständnis

Die Sehnsucht nach Authentizität und Begegnung

Die Betreuer und Betreuerinnen gehören zum Lebensfeld der Bewohner, sie nehmen an deren Alltag unterstützend und kontrollierend teil. Für eine solche Arbeit mit Menschen ist es wichtig, mit welcher inneren Haltung und Überzeugung man sich begegnet.

Auf der Grundlage eines Menschenbildes, das Unvollkommenheit und Leiden nicht grundsätzlich ausgrenzt, soll hier ein ressourcenorientiertes, soziales Gesundheitsverständnis dargestellt werden, welches die Betreuer und Betreuerinnen in ihrer Arbeit leiten kann.

Die Basis der Betreuungsbeziehung ist zuallererst ein grundsätzliches »Wir«: Wir Menschen wissen nicht, warum wir auf dieser Welt sind, ob wir als Menschheit ein Gegenüber haben, ob das menschliche Leben jenseits unserer Alltagsbezüge irgendeinen Sinn hat, nicht einmal, wer wir als Einzelne wirklich sind. Manche glauben an ein göttliches Gegenüber und lösen die »Sinnfrage« auf diese Weise, andere tun dies nicht und suchen Sinn im menschlichen Zusammenleben oder verzichten ganz auf diese Frage, da sie anscheinend nicht beantwortbar ist.

Die Gemeinsamkeit von »Vernunft« und »Wahnsinn« liegt in der Suche nach Wahrheit, Sinn und Bedeutung. Die »Vernunft« ist vernünftig, weil sie sich von vornherein einer gewissen »Allgemeinheit« verpflichtet, sich in ihr konstruiert. Ihre Differenzierungen müssen von möglichst vielen Menschen geteilt werden, erst dann ist etwas oder jemand »vernünftig«.

Die Nahtstelle zwischen dem Individuellem und dem Sozialen ist die Sprache, sie vermittelt Eindeutigkeit und erreicht sie doch nie, es bleibt immer ein »Rest«. Was bedeutet beispielsweise für den einzelnen Menschen »Angst«? Die Sprache ist das Dritte, etwas zwischen dem Ich und dem Du, zwischen dem Eigenen und dem Anderen oder Fremden, zwischen mir und meinem Körper und der Welt – sie ist die Verbindung zwischen den Menschen, das Material, mit dem wir Wirklichkeit und Wahrheit konstruieren.

Der »Wahnsinn« scheint sich eher mit den »Resten« der vernunftorientierten Sprache zu beschäftigen, mit dem »Unaussprechlichen«: Die Sprache wird bildhafter, körperlicher, »theatralischer«, die zwischenmenschliche Verständigung jedoch ungenauer.

Das heißt aber weder, dass sich diese »Verrücktheit« nicht mitteilen will, noch, dass sie gar nicht verstanden werden kann, denn über diese (nonverbalen) Ausdrucksmittel verfügt letztlich jeder Mensch. Wir müssen dann bildhafter, körperlicher und szenischer denken und sprechen, um in Kontakt zu kommen.

Menschsein ist auch insgesamt nicht frei von Leiden, psychisches Leiden ist nicht »unnormal« oder »unmenschlich«. Wir sollten das »Feld der Erzählungen wieder eröffnen und Normalität sowie gewöhnliche Verrücktheit einführen und [uns] mit dem Leben und individuellen Leben beschäftigen«, schreibt F. Rotelli (2004). → **Kennenlernen, Seite 97**

Salutogenese

Aaron Antonovsky hält Gesundheit und Krankheit nicht für absolute Zustände, sondern für ein Kontinuum (wir sind immer mehr oder weniger krank bzw. gesund), und entwickelte ein Modell der Salutogenese. Er fragt damit nicht mehr, was uns krank macht, sondern was uns gesund macht bzw. erhält. Die Betroffenenbewegung im angloamerikanischen Bereich spricht von »Recovery«, vom »Wiedererstarken«, nicht von »Heilung« und auch nicht von Symptomfreiheit.

Antonovsky fand heraus, dass von zentraler Bedeutung für die Widerstandskraft, für die Bewältigung schwerer körperlicher und seelischer Belastungen das Kohärenzgefühl zu sein scheint.

Das Kohärenzgefühl setzt sich insgesamt aus drei Faktoren zusammen und kann beschrieben werden als »eine globale Orientierung, die das Ausmaß ausdrückt, in dem jemand ein durchdringendes, überdauerndes und dennoch dynamisches Gefühl des Vertrauens hat, dass erstens die Anforderungen aus der internalen und externalen Umwelt im Verlauf des Lebens strukturiert, vorhersagbar und erklärbar sind, und dass zweitens die Ressourcen verfügbar sind, die nötig sind, um den Anforderungen gerecht zu werden. Und drittens, dass diese Anforderungen Herausforderungen sind, die Investitionen und Engagement verdienen.« (ANTONOVSKY 1993)

Es handelt sich also um:

- Verstehbarkeit,
- Handhabbarkeit,
- Bedeutsamkeit.

Da psychische Störungen nun mal Belastungen sind und ihnen andere psychosoziale Belastungen vorausgegangen sind, sollten wir die Bewohnerinnen und Bewohner mit Informationen über Diagnosen, Symptome und Verläufe psychischer Störungen versorgen. Biografiearbeit kann dabei jenen Prozess unterstützen, jeweils den individuellen Hintergrund und die Bewältigungsmechanismen zu erkennen, die zu der gegenwärtigen Situation beitragen (Verstehbarkeit). Wir müssen gemeinsam Wege suchen, um mit den Schwierigkeiten umgehen zu können (Handhabbarkeit), und dabei helfen, dem Leben (wieder) Wert und menschlichen Sinn beizumessen. Die Vermittlung von Hoffnung und die Überzeugung, gerade auch von Betroffenen etwas über unser menschliches Leben lernen zu können, sind dabei grundlegend (Bedeutsamkeit).

Eine salutogenetische Betonung dient einer ganzheitlicheren und wirklichkeitsnäheren Betrachtung des menschlichen Lebens. Sie leitet uns an, nach den Ressourcen zu suchen oder dort, wo nötig, welche zu schaffen – und weniger an Defiziten kleben zu bleiben. Psychiatrisch Tätige, besonders jene, die in der sozialen Rehabilitation arbeiten, treten nicht zu einer Krankheit in Kontakt, sondern zu einem (mehr oder weniger) leidenden Menschen in seinem Lebensfeld.

MERKE → **Die kontinuierlich im Betreuungsalltag stattfindenden Gespräche, die sich mit dem Verstehen, der Handhabbarkeit und der Bedeutung der psychischen Erkrankung beschäftigen, führen uns unweigerlich auch zu jenen Faktoren, die Gesundheit fördern. Diesen besondere Beachtung zu schenken kann neue Perspektiven eröffnen und Weiterentwicklung anstoßen.**

Salutogenetische Überlegungen und Erkenntnisse in den Vordergrund zu stellen macht pathogenetisches Wissen und Erfahrung nicht überflüssig. Auch das pathogenetische Wissen sollte den Bewohnern zur individuellen Überprüfung, als mögliche Hilfe beim Verstehen der eigenen Erfahrungen, zur Verfügung gestellt werden. Auf der Suche nach individuell hilfreichen Konzepten sind Gespräche unerlässlich.

Die Lebensgeschichte der Bewohner und Bewohnerinnen darf darüber jedoch nicht in den Hintergrund treten, denn die Art, wie Menschen in Beziehung treten, was sie von Beziehungen erwarten, was sie darin wahrnehmen und erinnern, das alles hat viel damit zu tun, was sie erlebt haben und demzufolge gegenwärtig erleben und gestalten können. Jenseits therapeutischen Aufarbeitens bestimmen verinnerlichte (gewaltvolle) Beziehungserfahrungen den Alltag, auch den Betreuungsalltag, häufig mehr als das Vorliegen einer bestimmten psychischen Erkrankung.

Psychotraumatisierungen

Schon in der Legende der Dymphna wird ein (drohender) Inzest zum Ausgangspunkt ihrer »geistigen Umnachtung«, ihrer Flucht und ihres Todes. Die Opfer von sexueller Gewalt gegen Kinder betreffen zu 70 Prozent Mädchen, zu 30 Prozent Jungen. 90 Prozent der Vergewaltigungen werden von Männern begangen. Allerdings werden in unserer Gesellschaft Männer viel häufiger als Frauen Opfer von Raub, versuchtem Totschlag, schwerer Körperverletzung oder Mord.

Gewalterfahrungen stellen so gut wie immer schwere Traumatisierungen dar. Traumatisierungen wiederum können zu psychischen Beeinträchtigungen bis hin zu schweren psychischen Erkrankungen führen. M. ROMME und S. ESCHER (2001) fanden in einer Untersuchung heraus, dass 77 Prozent der Stimmenhörer traumatisiert waren und 36 Prozent von ihnen eine Schizophrenie-Diagnose hatten. Es wird außerdem angenommen, dass zwischen 70 und 90 Prozent der Borderline-Patientinnen sexuellen »Missbrauch« erfahren mussten (DULZ/SCHNEIDER 1995). Auch hinter Essstörungen und selbstverletzendem Verhalten verbergen sich häufig gewaltvolle Erfahrungen.

Die Enttabuisierung von Traumata in der Lebensgeschichte einzelner Menschen ist nicht zuletzt deshalb besonders wichtig, weil erfahrungsgemäß die Betroffenen sehr erleichtert darauf reagieren, dass Traumatisierungen zu dem Bereich des Denkbaren gehören und das Schweigegebot nicht mehr nötig ist.

Dies muss jedoch nicht bedeuten, dass sie darüber auch im Einzelnen sprechen wollen oder können, worauf unbedingt Rücksicht genommen werden muss. Menschen können die Fähigkeit zu dissoziieren entwickeln, das heißt, sie spalten ihren Körper und ihre Gefühle vom normalen Bewusstsein ab, um Schmerzen, Demütigungen und (Todes-)Angst zu überleben. Später mögen sie zwar sachlich und scheinbar unberührt von den Vorfällen berichten können, die entsprechenden Bilder und Gefühle leben jedoch ein »Eigenleben«. Sobald diese durch irgendetwas, zum Beispiel durch den »nüchternen Bericht« oder durch Nachfragen, angeregt, »getriggert« werden, erleben die Betroffenen die traumatische Situation so, als passiere sie noch einmal, gerade jetzt. Diese »Flashbacks« oder »Intrusionen« wirken retraumatisierend. Das eigentliche Geschehen ist nicht mit der sinnlichen Wahrnehmung und den dazugehörenden Emotionen verknüpft und kann deshalb nicht im Gedächtnis abgespeichert und als vergangene, fürchterliche, aber überlebte Erfahrung erinnert und bearbeitet werden.

Vernachlässigung, körperliche und sexuelle Gewalt, Krieg und Migration bedeuten für den jeweils Einzelnen Unterschiedliches, je nachdem, welche psychischen und sozialen Ressourcen vor, während und nach der Traumatisierung zur Verfügung standen. In den Gesprächen im betreuten Wohnen treten solche Erfahrungen häufig zu Tage, und zwar je vertrauensvoller die Beziehung wird. Es ist notwendig, hier nicht auszuweichen, sich aber mit viel Vorsicht um das Verstehen individueller Erlebens- und Bedeutungszusammenhänge zu bemühen. Retraumatisierungen müssen auf jeden Fall vermieden werden.

Lebenslagen psychisch und abhängigkeitserkrankter Menschen

Da die Lebenslage und die Erkrankung in einer Wechselwirkung stehen, soziale und ökonomische Ressourcen positive Auswirkungen auf den Krankheitsverlauf, auf das Aktivitätsniveau und das Wohlbefinden haben können, wird im »komplementären« Bereich ein Schwerpunkt auf die Verbesserung der Lebenslage und -qualität im Sinn sozialer Teilhabe der betroffenen Menschen gesetzt (Wienberg 1997).

»Teilhabe« ist nach einer WHO-Definition das Einbezogensein einer Person in eine Lebenssituation oder einen Lebensbereich. Im Konzept der Teilhabe wird der Mensch als Subjekt in Gesellschaft und Umwelt betrachtet. Das Teilhabekonzept steht daher einerseits im Zusammenhang mit den Menschenrechten und ihrer Umsetzung, mit dem Antidiskriminierungsgebot und der Sozialgesetzgebung, andererseits beinhaltet es subjektive Aspekte wie die Erfahrung des Einbezogenseins.

Um die Teilhabe an Lebensbereichen zu erweitern, muss im betreuten Wohnen leider häufig von folgenden Lebenssituationen ausgegangen werden: »Der ›durchschnittliche chronisch psychisch kranke Mensch‹ lebt ... in relativer materieller Armut von Sozialhilfe oder einer kleinen Erwerbsunfähigkeitsrente oder ist materiell abhängig von Angehörigen.« (Obert 2001)

⟵ **Armut**

Menschen, die ins betreute Wohnen kommen, haben in der Regel kaum ökonomische Ressourcen, häufig sogar Schulden. Aus einer Welt, die zunehmend vom Konsum geprägt wird, fallen sie heraus, finanzielle Mittel zur Kompensation anderer unbefriedigter Bedürfnisse stehen ihnen nur eingeschränkt zur Verfügung. Diese ökonomische Situation zu verbessern gelingt im betreuten Wohnen selten. Die Betreuungsarbeit bezieht sich hauptsächlich darauf, mit dieser Situation besser umgehen zu können, das wenige Geld besser einzuteilen, Aktivitäten anzuregen, die kein oder wenig Geld kosten, das Selbstwertgefühl unabhängiger von materiellen Dingen zu machen – ohne dabei zynisch zu werden.

Erwerbslosigkeit

Chronische psychische Krankheit führt häufig zum Verlust des Arbeitsplatzes oder es konnten erst gar keine Erfahrungen mit einem berufstätigen Leben gemacht werden.

Erwerbstätigkeit steht in einer engen Verbindung zur persönlichen Identität. Sie vermittelt unter anderem Handlungsautonomie (Existenzsicherung und Entscheidungsspielräume), Wertschätzung, Selbstvertrauen und Kompetenzerleben, Tages- und Lebenszeitstruktur sowie soziale Einbindung.

Wie die Erwerbslosigkeit von Einzelnen bewertet wird, hängt vom Geschlecht, vom Alter, von der Herkunftsfamilie und den gegenwärtigen sozialen Kontakten ab. Männer identifizieren sich nach wie vor stärker über eine berufliche Tätigkeit als Frauen. Letztere können, abgesehen vom häufigen Leiden unter der Doppelbelastung, noch Sinn in der Haushaltsarbeit finden. Dies fördert jedoch wiederum Rückzüge und Isolation und berührt außerdem eine grundsätzlichere weibliche Kränkung: die »Verbannung an den Herd« bei gleichzeitiger Nichtachtung weiblicher Reproduktionsarbeit.

Abhängig von aktuellen sozialen Kontakten wird Arbeit mal hoch bewertet, mal gering geschätzt. In der Gruppe der chronisch psychisch kranken Menschen gibt es einerseits eine Sehnsucht nach »Normalität« und damit nach Erwerbstätigkeit, andererseits ist eine Gewöhnung an frei verfügbare

Tage eingetreten und die Ausgrenzung aus der erwerbstätigen Bevölkerung längst nachvollzogen. Bei gleichzeitig hoher Arbeitslosigkeit ist die zweite Haltung womöglich mittlerweile gesundheitsfördernder, weil realitätsnäher, die Chancen auf dem (ersten) Arbeitsmarkt sind für psychisch kranke Menschen schließlich denkbar schlecht geworden.

Trotzdem geht es im betreuten Wohnen darum, Menschen dabei zu unterstützen, Chancen wahrzunehmen, zu erkennen, zu erarbeiten. So wird etwa auch auf beschützten Arbeitsplätzen sinnvolle Arbeit geleistet, können viele Fähigkeiten sichtbar werden und nützlich sein, ergeben sich soziale Kontakte und es entwickelt sich eine Tagesstruktur. Die finanziellen Möglichkeiten bleiben jedoch weiterhin eingeschränkt.

Wohnsituation

Der Zusammenhang von Armut und dauerhafter psychischer Erkrankung kann dazu führen, dass Wohnungen nicht gehalten werden können, Kündigungen und Räumungsklagen sind nicht selten, außerdem haben lang anhaltende Aufenthalte in psychiatrischen Einrichtungen meist die Aufgabe des eigenen Wohnraums zur Folge.

Ins betreute Wohnen kommen Menschen manchmal einzig und allein deshalb, weil sie »ein Dach über dem Kopf« benötigen. Selbst wenn dies als das einzige Interesse bekundet werden sollte, bedeutet das nicht unbedingt eine geringe Rehabilitationsmotivation. Es ist aber wichtig, zunächst einmal die Grundbedürfnisse zu erfüllen, bevor andere Schritte in Erwägung gezogen werden können. Zuallererst benötigt der Mensch einen Raum, in dem er sich »verorten« kann, einen Platz findet, dessen Privatheit und Gestaltung ihm überlassen ist.

Soziale Situation

Wer ins betreute Wohnen kommt, hat zur Herkunftsfamilie häufig keinen oder einen ausgesprochen ambivalenten Kontakt. Manche Angehörigen sind desinteressiert, andere erschöpft oder ratlos, die meisten distanzieren sich von ihren erwachsenen Kindern. Diese Haltung der »Nicht-Einmischung« ist altersgemäß und wird von den meisten Bewohnern auch als die angemessene gesehen.

Als problematisch wird empfunden, dass kein neuer familiärer, sozialer

Rückzugsraum zur Verfügung steht, denn die meisten Menschen im betreuten Wohnen sind ledig, geschieden oder verwitwet, haben (noch) keine Kinder oder leben von diesen getrennt. Nahe stehende andere Menschen, die Halt geben, die auch die persönlichen Schwierigkeiten kennen und trotzdem liebevoll bleiben, vermitteln Gefühle der Geborgenheit, der Zugehörigkeit und Sicherheit. Selbst wer »schlechte« Erfahrungen mit seinen Mitmenschen gemacht hat (oder gerade dann), behält die Sehnsucht nach familiären, zumindest nahen Beziehungen.

Soziale Netzwerke, Seite 14, 76 f., 82

Das Alleinleben psychisch kranker Menschen ist selten selbst gewählt, häufig steht es im Zusammenhang mit dem Beginn oder dem Verlauf der Erkrankung. Die Wohngemeinschaft kann zu einem Ersatz für fehlende Bindungen werden, kann sozial wieder »verorten«, die Betreuenden können dabei zu einem neuen menschlichen Bezugspunkt werden in einem bislang einsamen Leben. Junge Menschen können sich mit Hilfe dieses kleinen sozialen Netzes von ihren Eltern lösen und Verselbstständigung üben.

Die Bedeutung von Scheidung, Kinderlosigkeit bzw. auch von eigenen Kindern, die in Pflegefamilien leben, ist für Einzelne unterschiedlich, es gilt auch hier, dass soziale Kategorien wie Geschlecht, Herkunft, kulturelle und religiöse Zugehörigkeit etc. eine wichtige Rolle spielen. Im Kontakt mit den Betroffenen sollten, sobald das nötige Vertrauen entstanden ist, Gespräche über diese Lebensbedingungen nicht fehlen.

MERKE → Zur Gruppe der Psychiatrie-Erfahrenen zu gehören ist nur *ein* Zusammenhang und nicht in jedem Fall der wichtigste. Soziale Situation und Erleben einzig vor diesem Hintergrund zu reflektieren bedeutet wiederum eine Ausgrenzung, reduziert Menschen auf ihre »Krankheit« und auf eine einzige, wenn auch wichtige institutionelle Erfahrung. Es gilt in der Arbeit im betreuten Wohnen, nicht zu vernachlässigen, dass andere wirksame, vielleicht belastende, auf jeden Fall bedeutsame soziale Erfahrungen und Zusammenhänge existieren.

Vorerfahrungen und Unterstützungsformen

Zurzeit befinden sich im betreuten Wohnen Menschen, die je nach institutionellen Vorerfahrungen vier Gruppen zugeordnet werden können: *Langzeitpatienten* aus den alten (großen) psychiatrischen Pflegeeinrichtungen und Heimen, die dauerhafte, institutionelle Fremdbestimmung und gesellschaftlich umfassende, auch räumliche Ausgrenzung erfahren haben und unter Hospitalisierungsschäden leiden bzw. litten; *neue Langzeitbewohner* aus gemeindenahen (kleineren) Heimen, *Dauerklienten*, die zwischen psychiatrischen Kliniken, suchttherapeutischen Einrichtungen, Tageskliniken, Übergangswohnheimen und betreutem Wohnen wechseln sowie einige wenige *Nutzer*, denen das betreute Wohnen eine Unterstützung für den Übergang aus psychiatrischen, Sucht- und psychosomatischen Kliniken in ein selbstbestimmtes Wohnen und Leben bietet.

Schematisierend und ohne auf individuelle Unterschiede einzugehen erfordern diese verschiedenen Bewohnergruppen, dass jeweils eine andere Art des »Haltgebens« im Betreuungskontakt ins Zentrum rücken kann.

Langzeitpatienten

Die Langzeitpatienten, eine deutlich im Abnehmen begriffene Gruppe, erfordern von der Betreuung, ihnen bei der individuellen Gestaltung einer »Halt gebenden Umgebung« behilflich zu sein, sie darin zu unterstützen, selbst die Verantwortung für Tagesabläufe zu übernehmen, sich nicht auf Autoritäten zu verlassen, sondern diese auch in Frage zu stellen. Es geht also darum, die eigene Person und die eigenen Bedürfnisse wichtig zu nehmen, Fähigkeiten zur Alltagsbewältigung wiederzuentdecken, Freiräume zu erkennen und diese auch nutzen zu lernen.

BEISPIEL → Frau L. kommt im Zuge der Auflösung einer Langzeitpsychiatrie mit 60 Jahren und mit sechs weiteren ehemaligen Patientinnen und Patienten ins betreute Wohnen. Sie wurde in Ostpreußen geboren und kam mit zwei Jahren zu einer Pflegemutter. Diese starb, als Frau L. zehn Jahre alt war. Damals begann für sie eine Odyssee durch Pflegefamilien und Heime, später von Arbeitsstelle zu Arbeitsstelle.

Bei Arbeitslosigkeit hatte Frau L. Angst, in ein KZ zu müssen: »Es wurde damals viel darüber geredet.« 1945 floh sie mit einem Mann nach Westdeutschland, den sie aber auf der Flucht verlor. Fortan lebte sie bei verschiedenen Männern, war manchmal auch obdachlos und musste sich zeitweise als Prostituierte durchschlagen. Frau L. begann zu trinken, hörte wieder »Kopfstimmen«, wurde »auffällig« und schließlich in die Psychiatrie eingewiesen. Dort verbrachte sie, nur unterbrochen von kleinen Fluchten, 18 Jahre ihres Lebens. Dann zog sie mit den anderen zusammen in ein großbürgerliches Haus.

In der nun neu zusammengesetzten WG beginnen die Betreuer den Alltag zu organisieren: Es gibt eine Haushaltskasse, Koch- und Putzpläne. Die Betreuer helfen beim Kochen und Rasenmähen, verwalten das Geld, kümmern sich um behördliche Angelegenheiten, sind häufig den halben Tag anwesend, organisieren Ausflüge und Ferienfahrten. Die Frauen beginnen in einer Nähwerkstatt zu arbeiten. Nach und nach können die Rechtsbetreuungen aufgelöst werden. Ein Mitbewohner wechselt in ein Heim, ein anderer stirbt; die WG wird ergänzt. Keiner der verbliebenen fünf ehemaligen Langzeitpatienten betritt jemals wieder eine psychiatrische Klinik.

Mit der Zeit wird die Haushaltskasse im Wechsel selbst verwaltet, die Einhaltung der Putzpläne wird selbstverständlicher, beim Kochen müssen nur noch Einzelne unterstützt werden. Die Betreuenden werden zwar manchmal noch als »Stationsleitung« angesprochen, doch die Anwesenheiten können deutlich reduziert werden. Mit Hilfe eines Pflegedienstes können zwei weitere Bewohner ihre schweren somatischen Krankheiten ertragen und später, wie von ihnen gewünscht, in »ihrem« Haus sterben.

Frau L. setzt ab und zu die Psychopharmaka ab und beginnt wieder zu trinken, das Leben am Bahnhof ist aufregender als das in der WG. Nach kurzer Zeit willigt sie jedoch immer wieder darin ein, die Medikamente weiter einzunehmen. Sie träumt von einer eigenen Wohnung. Da sie abgesehen von allen behördlichen Angelegenheiten weiterhin auch viel Unterstützung beim Kochen und Putzen benötigt und die Betreuer befürchten, dass es für Frau L. recht einsam werden könnte, bleiben sie eine Weile zögerlich. Aber das Risiko soll dann doch eingegangen werden: Mit 73 Jahren zieht Frau L. in eine eigene Wohnung, bekommt eine Haushaltshilfe und nach einer Eingewöhnungszeit nur zweimal wöchentlich Besuch von den Betreuerinnen. Diese kümmern sich hauptsächlich um ihre finanziellen, mietrechtlichen und behördlichen Angelegenheiten sowie um die Medikamente. Ansonsten wird viel »geplaudert«.

Bis kurz vor ihrem Tod aß Frau L. in der Tagesstätte zu Mittag und arbeitete in der angegliederten Nähwerkstatt. Weitere soziale Kontakte hatte sie nur wenige, sie kannte den Kaufmann, die Rotlichtkneipe um die Ecke und traf sich eine Weile sonntags mit einer ehemaligen Mitbewohnerin. Am glücklichsten, das betonte sie immer wieder, war sie über die eigene Wohnung, in der sie lesen und allein sein konnte und keine Aufträge erfüllen musste, die andere Menschen an sie herantrugen. Sie lebte dort insgesamt noch siebeneinhalb Jahre.

In diesem Beispiel zeigt sich, wie wiederkehrende Abläufe und Angebote zur Tagesstrukturierung sowie administrative Kenntnisse und praktische Unterstützung Halt geben, ausgehend davon können individuelle Bedürfnisse entwickelt und umgesetzt werden.

Solche erstaunlichen Ressourcen wurden für viele Menschen erst sichtbar und erfahrbar, als eine sozialpolitische Entscheidung in den siebziger Jahren jene strukturellen Rahmenbedingungen veränderte, unter denen diese psychiatrisierten Mitmenschen leben mussten. Die den Institutionen innewohnende Willkür und »Ängstlichkeit« konnte dann allerdings auch im betreuten Wohnen gespürt werden. Auch hier dauerte es eine Zeit, bis der bewährte Betreuungsrahmen aufgegeben wurde. Die jeweiligen Übergänge konnten durch eine zeitaufwändige Betreuungsarbeit, die teilweise den Alltag intensiv mitgestaltete, gemeistert werden.

Jene Personen, die der zweiten Gruppe, den **⟵ Neue Langzeitbewohner** »neuen« Langzeitbewohnern, zugeordnet werden können, haben mehr »Gemeindeerfahrung«, häufig auch einen (beschützten) Arbeitsplatz und manchmal die Haushaltsorganisation in Trainings-Wohngemeinschaften erprobt. Für diesen Personenkreis kann schwierig werden, dass sie nicht mehr jederzeit einen Ansprechpartner finden, um Entscheidungsunsicherheiten zu bewältigen, sie haben häufig Probleme mit behördlichen Anforderungen und der selbstständigen Freizeitgestaltung. Einige nutzen die »Freiheit« im betreuten Wohnen, um die bisher etablierte Tagesstruktur sofort wieder aufzugeben. Hier führen oftmals Beziehungsabbrüche und Rückzugstendenzen zu Krisen und zu Neuorientierungen. Flexible Krisenbegleitung vermittelt den Bewohnern, dass sie trotz des gegenüber dem bisher erfahrenen zeitlich geringeren Betreuungsumfangs Notsituationen nicht allein bewältigen müssen.

Auch wenn diese Krisen erneute stationäre Aufenthalte notwendig machen sollten, ist es wichtig, dass die Wohnbetreuer den Kontakt halten und bezüglich der weiteren Perspektive optimistisch bleiben. Die Krisenerfahrungen bilden dann den Boden, auf welchem zum Beispiel eine angemessene Tagesstruktur sinnvoll verhandelt werden kann. Motivierende Gespräche lassen sich auf gemeinsam Erlebtes beziehen und bleiben seitens der Betreuer nicht auf allgemeine, fachliche Überzeugungen beschränkt. Halt gibt hier eine verlässliche Krisenbegleitung.

Dauerklienten wechseln häufiger die Einrichtungen, **⟵ Dauerklienten** sind eigensinnig, weniger angepasst, stellen Autorität in Frage, können Grenzen überschreiten, sind letztendlich dynamisch und herausfordernd. Im betreuten Wohnen geht es darum, dass diese Menschen »ankommen«, sich niederlassen, dauerhafte Bezüge entwickeln und Konfliktsituationen seltener durch »Flucht« beenden. Sie sollten lernen, die Bedürfnisse anderer Menschen anzuerkennen, ohne die eigenen zu missachten, sowie sich selbst als aktiver und passiver Teil einer Gemeinschaft sehen zu können. Diese Klientengruppe wird im betreuten Wohnen immer größer.

BEISPIEL → Frau F. wurde 1973 geboren, ihre Mutter war damals selbst erst 18 Jahre alt, zum Vater gab es kaum Kontakt. Die »besten Zeiten ihres Kinderlebens« verbrachte sie bei der Großmutter, die allerdings früh starb. Wechselnde Stiefväter, einige waren autoritär und gewalttätig, andere sexuell übergriffig oder beides, bestimmten die weitere Kindheit wesentlich. Die Mutter arbeitete viel, war selten zu Hause und bevorzugte den jüngeren Bruder. In Kindergarten und Schule fand dieses Mädchen kaum Freunde, da es häufig aggressiv wurde und andere Kinder schlug oder sich selbst verletzte.

Mit zwölf Jahren kam Frau F. zum ersten Mal in die Kinder- und Jugendpsychiatrie, danach in ein Heim. Spätestens dort begann ihr starker Alkoholkonsum, außerdem nahm sie Beruhigungsmittel und rauchte Haschisch. Sie lebte zwei Jahre in einer Pflegefamilie und schaffte den Hauptschulabschluss, Alkohol und Drogen gehörten weiterhin zu ihrem Leben. Nach einem Suizidversuch wurde sie erneut in die Psychiatrie eingeliefert, danach in die Suchttherapie, dann immer wieder in die Psychiatrie und schließlich in ein Übergangswohnheim. Frau F. hatte zuvor durch eine Rehabilitationsmaßnahme eine Lehre zur Hauswirtschafterin begonnen, die jedoch durch Alkoholrückfälle und Aufenthalte in der Psychiatrie immer wieder unterbrochen wurde.

Mit 25 Jahren zieht Frau F. in eine Frauen-Wohngemeinschaft, die sich selbst auf Grund der Beratung durch die Betreuerinnen auferlegt hat, im Haus keinen Alkohol zu konsumieren, Besuche von Männern sollen angekündigt und mit den anderen besprochen werden. Diese Hausordnung gefällt Frau F., ernsthafte Alkoholrückfälle gibt es keine mehr. Anfangs ist Frau F. beinahe ständig suizidal, sie fügt sich regelmäßig Schnittverletzungen zu, überdosiert ihre Medikamente und fühlt sich von Brücken und Eisenbahnschienen magisch angezogen. Letzteres macht ihr wiederum große Angst. In den ersten Monaten der Betreuung benötigt sie Einzelgespräche und Kriseninterventionen besonders in den Abendstunden. Selbst traut sie sich nicht, Hilfe zu rufen, die Mitbewohnerinnen kennen allerdings die Signale und »dürfen« die Betreuerinnen – auch zur eigenen Entlastung – anrufen. Es stellt sich heraus, dass sie nicht nur in suizidaler Absicht, sondern auch gewohnheitsmäßig Medikamente missbraucht – sie kennt da einige Psychiater, die das nicht »so eng« sehen. Vor einem ehrlichen Gespräch mit einem Arzt hat sie große Angst, zumal sie diese »Quellen« für die Medikamente behalten will.

Neben den üblichen sozialanwaltlichen Tätigkeiten wie die Sicherung des Einkommens etc. steht bei Frau F. die intensive Beziehungsarbeit vorerst im Mittelpunkt: Bin ich jemandem so wichtig, dass ich mich nicht umbringen muss? Kann ich dem Gegenüber trauen, auf den vermeintlichen Charme einer jugendlichen Subkultur verzichten und mit weniger abhängigkeitserzeugenden Medikamenten klarkommen? Das sind offensichtlich die Fragen, auf die die Bewohnerin eine Antwort finden möchten, da das eigene Selbstwertgefühl stark beeinträchtigt ist. Das von den therapeutischen Gemeinschaften so genannte »being with« ist in der ersten Betreuungsphase besonders wichtig, darauf aufbauend ist später weniger die tägliche Anwesenheit als eine emotionale Erreichbarkeit erforderlich. Dazu gehört ein telefonischer Krisendienst durch die Betreuerinnen, da gerade in Krisenzeiten persönlicher Kontakt und Kontinuität als hilfreich erlebt werden. Weiter gehört die Suche nach Hilfsmitteln gegen die Angst zum Betreuungsinhalt. Die telefonische Erreichbarkeit wird seltener in Anspruch genommen, sobald zum Beispiel Nachtlichter das Einschlafen erleichtern, ein leise angestelltes Radio dudelt, Stofftiere das Bett »bewachen« ...

Bei Frau F. bedeutet dies: Die Zusammenarbeit mit der niedergelassenen Psychiaterin wird intensiviert, Frau F. nimmt nun die verordneten Medikamente ein – ein Jahr später kann sie damit selbstständig umgehen. Ihre Suizidalität klingt ab, beim selbstverletzenden Verhalten kommen Rückfälle vor, sie werden möglichst gelassen und optimistisch bearbeitet, auch diese werden weniger. Frau F. ist ganz stolz auf sich.

Bei der Personengruppe der »Dauerklienten« ist in der Betreuung auf der Basis auch emotionalen Haltens eine so genannte »Nachsozialisation« gefordert, auch diese kann sehr langwierig sein, der Ausgang bleibt offen. In den Übergangswohnheimen sind die Betreuungsbeziehungen nicht zuletzt auf Grund von Schichtwechseln und organisatorischer Abläufe oft distanzierter und damit für die Betroffenen wenig angstbesetzt, erste stationäre Therapien können von hier aus angestoßen, akute Abhängigkeiten bearbeitet und durch eine medikamentöse Behandlung gemildert werden. Kehren die suizidalen Krisen zurück, werden sie auf Akutstationen bewältigt und der krisenbehaftete Alltag bleibt davon manchmal seltsam unberührt.

Einige Klienten wechseln ins betreute Wohnen, da vieles in ihrem Alltag immer wieder zusammenbricht. Sie benötigen emotionalen Halt im Alltag und eine freundliche Unnachgiebigkeit, um das eigene Leben selbstverantwortlicher gestalten zu können.

Erst wenn der Alltag einigermaßen abgesichert ist, Suizidalität nicht mehr im Vordergrund steht, vielleicht eine Beschäftigung gefunden, ein soziales Netz geschaffen und genügend Halt durch emotional mitschwingende, tragfähige Beziehungen erlebt wurden, wird Psychotherapie wieder zum Thema.

Während es in den von »Langzeitpatienten« bewohnten Wohngemeinschaften darum geht, alltagspraktische Fähigkeiten zu aktivieren, einen Tagesablauf zu organisieren, in dem auch die eigenen Bedürfnisse einen Platz finden, benötigen beispielsweise traumatisierte Frauen den Rahmen einer Wohngemeinschaft, um ihren wiederkehrenden Ängsten nicht allein ausgesetzt zu sein. Eine Kombination von Haushaltsplänen und Tagesstättenbesuch hilft ihnen nicht weiter. Gemeinsames Essen wird häufig erst einmal abgelehnt, da sie fast alle mit Essstörungen zu kämpfen haben. Auch das Bestreben, die Wohnung sauber zu halten, erscheint ihnen nebensächlich. Berufstätigkeit wird zwar angestrebt, manchmal sind die Frauen darin allerdings erst kurz zuvor gescheitert. Ein beschützter Arbeitsplatz wird anfangs oft abgelehnt, die angebotenen Tätigkeiten sind ihnen zu einseitig und die Regelmäßigkeit, die gefordert wird, ist von ihnen kaum aufzubringen, da sie meist nachts nur schlecht schlafen oder »vollgedröhnt« mit Tavor den Tag höchstens vor dem Fernseher verbringen können. Es geht bei diesen Frauen also nicht darum, den Weg zum Supermarkt kennen zu lernen, sondern einen Umgang mit Angst- und Panikattacken zu finden. Ihr Lebensziel ist eine eigene harmonische Familie, ihre Liebesbeziehungen sind jedoch oft bisher allesamt gescheitert.

Nutzer

Die vierte Gruppe, die so genannten Nutzer, möchte im betreuten Wohnen vernachlässigte Dinge regeln und einen sicheren, begleiteten Übungsraum für die geplante Selbstständigkeit finden.

BEISPIEL → Frau U. hat eine Suchttherapie und eine längere Rehabilitation hinter sich. Die Ergebnisse sollen im Alltag gefestigt werden. Sie möchte sich eine Arbeit suchen und perspektivisch ihre Kinder aus dem Heim holen. Sie benötigt Beratung und Unterstützung bei der Schuldenregulierung, eine »Kontrollinstanz« gegen Rückfälle und Hilfe bezüglich ihrer Essstörung. Die Betreuungsarbeit besteht darin, in Kooperation mit dem Jugendamt Schritt für Schritt die Grenzen der mütterlichen Belastbarkeit zu erproben und Frau U. darin zu unterstützen, ihre Wünsche und Grenzen zu erkennen und gegenüber behördlichen Autoritäten zu äußern, außerdem darin, sie zu einer Schuldnerberatung zu begleiten und darauf zu achten, dass sie ihr finanzielles Budget nicht überschreitet. Alkoholrückfälle kommen vor, lassen sich aber begrenzen. Frau U. absolviert einen Trainingskurs für Altenpflegehelferinnen und bekommt über eine Leiharbeitsfirma immer wieder Arbeit. Dort lernt sie einen Mann kennen, der sich gut mit behördlichen Angelegenheiten auskennt. Sie zieht mit ihm zusammen, lässt sich noch ein halbes Jahr weiter betreuen, um in der Anfangszeit vertraute Beraterinnen an ihrer Seite zu wissen, und leitet die Rückführung eines ihrer Kinder ein. Nach drei Jahren ist diese Betreuung beendet.

Halt gibt hier die gemeinsame Planung der Betreuungsschritte, die zuverlässigen Rückmeldungen und die Erinnerungen an die ursprünglichen Betreuungsziele.

So trennscharf wie hier angenommen gestaltet sich die Realität selbstverständlich nicht, alle Betreuten bekommen praktische, planende und emotionale Unterstützung. Es ist jedoch nützlich, sich die verschiedenen Möglichkeiten, Menschen Sicherheit und Halt zu vermitteln, zu verdeutlichen, denn nicht in jeder Situation und besonders nicht für jede Person ist etwas gleichermaßen hilfreich. An wiederkehrende Abläufe muss sich jemand erst einmal halten können und wollen, eine emotionale Begegnung muss zugelassen werden, die Sachlichkeit einer schrittweisen Planung erst ausgehalten und die dann vielleicht auffallenden Abweichungen und Rückschritte müssen erst einmal ertragen werden können. → Krisenintervention, Seite 115

MERKE → Für alle Bewohner und Bewohnerinnen gilt gleichermaßen, dass Betreuungskontinuität, Krisenbegleitung und eine optimistische Erwartungshaltung bezüglich der gemeinsam entwickelten Betreuungsziele Halt gebend sind. Die Betreuungsinhalte sind jeweils individuell zusammengesetzt aus praktischen, planend-reflektierenden und emotionalen Unterstützungsformen.

Die ersten Schritte gemeinsam gehen

Die Entscheidung für eine Wohnform

Die Entscheidung für eine Wohnform muss nur dann getroffen werden, wenn jemand in seiner eigenen Wohnung unzufrieden ist, zu vereinsamen droht oder gar keine (angemessene) Wohnung hat. Sie beinhaltet eine erste Einschätzung darüber, welche Bedingungen jemand zukünftig für ein möglichst selbstgestaltetes Leben benötigt, wobei die Entscheidung von den Bewohnern selbst getroffen werden muss.

Die Wirkungen, Anforderungen und Entlastungen, die eine Wohnform beinhaltet, müssen im Betreuungsprozess mitreflektiert werden, um auf Veränderungen angemessen reagieren zu können und um die jeweiligen Überlegungen und Entscheidungen transparent mit den Bewohnern zu verhandeln. → **Begegnungen, Seiten 96, 100 ff.**

Selbstbestimmtes menschliches Leben bewegt sich zwischen Zugehörigkeit und Individualität. Individualität kann im konkreten Fall sowohl Autonomie als auch Einsamkeit bedeuten, Zugehörigkeit sowohl Bindung und Beziehung als auch Anpassung und Unterordnung. Psychiatrieerfahrene Menschen haben in ihrem Leben häufig die Erfahrung gemacht, dass sie entweder allein bleiben oder kontrolliert und bevormundet wurden, d.h. sich selbst aufgeben oder sich anpassen mussten. Einige leiden mehr unter der Tatsache, allein zu sein, andere eher darunter, nicht unabhängig zu sein. Einige haben genügend soziale Kontakte, andere beinahe keine. Dies sind erste Kriterien für die Entscheidung, in welcher Wohnform betreut werden sollte.

Manchmal werden Bindung, Einfühlungsvermögen und Rücksichtnahme mit Anpassung im negativen Sinn, mit der Aufgabe menschlicher Individualität verwechselt, Zuneigung und Liebe werden mit Selbstaufgabe gleichgesetzt. Ein anderer Mensch glaubt womöglich, ausschließlich durch Anpassung und Zurückhaltung der eigenen Bedürfnisse die Beziehungen gestalten und erhalten zu können. Individualität und Eigensinn aber sind nicht gleichzusetzen mit Rücksichts- und Beziehungslosigkeit, Bindungen nicht mit Selbstaufgabe. Dies sollte schon in der Wahl des Betreuungsrahmens berücksichtigt werden. → Rahmenbedingungen, Seite 27

MERKE → **Bei der Entscheidung für eine Wohnform muss nicht nur gefragt werden, was jemand gern möchte, sondern auch, was er oder sie erlebt hat, was für eine Bedeutung dies für den Einzelnen hat, woran Autonomie und Beziehungen bisher gescheitert sind, was zu ihrem Gelingen beigetragen hat. Erst dann kann gemeinsam herausgefunden werden, welche Bedingungen den größtmöglichen Erfolg versprechen, was der nächste Schritt hin zu einem gelingenden Alltag sein kann.**

Betreuung in der Wohngemeinschaft

Das offensichtliche Merkmal einer Wohngemeinschaft ist: Niemand lebt allein. Isolation und Einsamkeit wird damit entgegengewirkt. Menschen, denen es schwer fällt, außerhalb ihres Wohnraums Kontakte zu knüpfen, können davon profitieren. Der Rahmen der Wohngemeinschaft signalisiert also den Bewohnerinnen und Bewohnern: Du bist mit deinen Problemen nicht allein. Du kannst die anderen unterstützen und sie unterstützen dich. Ihr seid zu Hilfeleistungen fähig und nicht gänzlich abhängig von professionellen Helfern. Dir wird im zwischenmenschlichen Bereich etwas zugetraut. Konflikte lassen sich klären, Regeln erarbeiten und einhalten, unterschiedliche Meinungen sind ein Bestandteil des Lebens – es geht um Kommunikation und Kompromissfähigkeit.
Eine Wohngemeinschaft beinhaltet allerdings auch einen Verlust an Intimität, ist ein quasi familiärer Rahmen: Die Küche, das Bad und das Wohnzimmer werden mit anderen geteilt. Es gibt Räume, in denen jemand allein bestimmen kann, wie dieser gestaltet ist, in den man sich zurückziehen kann usw., und es gibt aber eben auch Räume, die allen gehören. Das erfor-

dert unterschiedliche Verhaltensweisen und die Akzeptanz sozialer Kontrolle.
Tagelange Schweigsamkeit, selbstverletzendes Verhalten oder Aggressivität werden bemerkt, auch wenn die Betreuenden nicht anwesend sind. Es sorgen sich alle anderen. Das Leben in einer Wohngemeinschaft erfordert Auseinandersetzungsbereitschaft, Rücksichtnahme und Toleranz. Dass dies ohnehin nicht immer leicht ist, hat jeder schon erlebt.
Berücksichtigt werden muss auch, dass eine Wohngemeinschaft erwachsener, nicht verwandter Menschen in der Nachbarschaft auffällt und schnell mit Bedürftigkeit in Zusammenhang gebracht wird. Es wird eine Institution dahinter vermutet, denn es ist nicht »normal«, in Wohngemeinschaften zu leben, erst recht nicht ab einem gewissen Alter. Die Integration in den Stadtteil kann dadurch erschwert werden, es kann nachbarschaftliche Unterstützungs- wie Ausgrenzungspotenziale ansprechen, eher Kontakt herstellen oder (vermutete) Differenzen festschreiben.

Homogene oder heterogene Zusammensetzung?

Erfahrungen mit der Psychiatrie oder mit vergleichbaren Einrichtungen teilen alle Nutzerinnen und Nutzer des betreuten Wohnens – dies ist ein homogenes Merkmal der Wohngemeinschaft. Darüber hinaus können andere Gemeinsamkeiten vorhanden sein: dasselbe Geschlecht, dieselbe Diagnose, dieselbe Religion, derselbe Arbeitsort usw.
Die größere Homogenität einer Gruppe bedeutet Sicherheit in bestimmten Punkten. Heterogenität wiederum bringt eine Erweiterung des möglichen Handlungsspektrums mit sich, bedeutet also Veränderung. Veränderung macht aber manchmal auch Angst. Ist diese zu groß, passiert im Sinne einer Entwicklung womöglich gar nichts.

BEISPIEL → Frau L. leidet unter einer Psychose und Frau T. unter einer Persönlichkeitsstörung. Beide leben gemeinsam in einer Wohngemeinschaft mit anderen zusammen. Frau L. fühlt sich schnell überfordert, benennt große Angst vor eigenen aggressiven Emotionen, sie sagt, ihre Psychose habe mit Mordgedanken begonnen. Sie möchte gern selbst bestimmen, wann sie Kontakt aufnimmt und wann sie sich zurückzieht. Unabhängig davon, wie es ihre Gegenüber empfinden, bricht sie Gespräche ab und verschwindet, ist plötzlich schweigsam oder kurz angebunden.

Frau T. fühlt sich schnell abgelehnt und wird dann wütend. Im Haus herrscht plötzlich eine feindliche Stimmung, die tagelang andauern kann. Immer wieder treten Situationen auf, in denen eine der beiden ausziehen möchte. Auch die Betreuerinnen überlegen dann, ob dies die bessere Lösung ist. Sie sprechen mit jeder Einzelnen, signalisieren Verständnis und fragen vorsichtig nach weniger dramatischen Beschreibungen der Situation, danach, ob dies nun die einzigen Gefühle sind, die füreinander empfunden werden.

Überraschend lassen sich bisher so die Konflikte klären, jede erzählt nach einer Weile in der Gruppe, wie sie das Verhalten der anderen empfunden hat, und die »neutralen« Personen ergänzen dies um ihre Wahrnehmungen. Beide können auf ihre Weise ihr inneres Erleben sehr gut beschreiben. Frau L. lernt zurzeit, dass nicht jeder Wutanfall einer Todesdrohung gleichkommen muss, dass es einen Unterschied zwischen Gedanken und Handlungen gibt, dass ihre Rückzüge andere verletzen können. Frau T. lernt, auf einer anderen Ebene nicht alles auf sich zu beziehen, ihre Wut besser zu kontrollieren (»Ich will ja nicht schuld daran sein, dass jemand Angst bekommt«), Verletzungen als solche anzusprechen und diese auch mal auszuhalten. Beiden wird wieder klar, dass sie auf verschiedene Weise von der WG profitieren, und keine will dies vorläufig aufgeben. Ob diese Konstellation langfristig günstig ist, wird sich zeigen.

Die Möglichkeit, sich mit krankheitsbedingten und der Lebenslage geschuldeten Einschränkungen auseinander zu setzen, kann durch die Zusammensetzung einer Wohngemeinschaft beeinflusst werden. Das Thema »Gewalt gegen Frauen« zum Beispiel wird in einer geschlechtsgemischten

Gruppe verbal eher vermieden, es äußert sich allerdings anders: etwa in sexualisiertem Verhalten beider Geschlechter, in verbalen Äußerungen wie »Das ist Frauenarbeit« oder in Rückzug und Anpassung der Frauen und Männer an geschlechtsspezifische Normen und Werte. Rasenmähen ist dann Männersache, die Wohnung soll von den Frauen geputzt werden. Da ist es hilfreicher, wenn die Betreuer das Putzen begleiten und die Betreuerinnen Schränke aufbauen oder Rasenmähen, statt ausschließlich über die Geschlechtsrollen zu sprechen.
In geschlechtshomogenen Gruppen gibt es differenziertere Rollen. In diesem sicheren Rahmen können neue Verhaltensweisen, Erkenntnisse und Erfahrungen Raum bekommen, die »draußen« auch im Umgang mit dem jeweils anderen Geschlecht genutzt werden können.

Betreuung in oder mit der Gruppe?

Die Betreuung kann sich entweder auf die einzelnen Personen einer Wohnung beziehen, dann werden Einzeltermine vereinbart, oder alle werden gemeinsam als Mitglieder und Beteiligte des sozialen Netzes betreut.
Im ersten Fall wird die Gruppe schlicht als Realität, als soziale Umgebung angesehen – dem Individuum stehen andere Individuen gegenüber – und mit dieser Situation muss jeder »irgendwie« klarkommen. Man muss sich anpassen, in Konfliktfällen müssen Regeln gefunden und auch eingehalten werden.
Im zweiten Fall wird der Komplexität menschlichen Zusammenlebens mehr Raum gegeben. Wie viel Unterschiedlichkeit kann ich ertragen, wie viel unserer Gemeinschaft? Wenn ich mich verändere, verändern sich auch andere – finden wir dann gemeinsam eine Form des Zusammenlebens, die uns nicht allzu sehr einschränkt? Was bedeutet dies für mich und für die anderen? → Gruppenangebote, Seite 76
Der Fokus der Bewohnerinnen und Bewohner wird auf das gestaltbare Zusammenleben mit anderen Menschen gerichtet, weg von der einsamen Auseinandersetzung mit sich selbst, dem eigenen Körper und den Krank-

heiten. Stattdessen bekommt Biografisches eine wirkliche Bühne. Die Vergangenheit beeinflusst die Gegenwart und muss doch von ihr unterschieden werden, auch wenn ich das selbst gerade nicht kann. Die anderen sorgen schon dafür, dass ich sie nicht permanent wie Vater, Mutter, Schwester, Bruder oder Lehrer behandle.

MERKE → Eine Wohngemeinschaft ist unter günstigen Bedingungen ein entwicklungsförderndes, soziales Lernfeld.

← Regeln

Die Wohngemeinschaftskonzepte verbinden meist Einzel- und Gruppenbetreuung, umfassen mehr oder weniger Regeln, je nach gegenwärtigem Bedarf der Nutzer und nach Ausbildungsstand und Erfahrung der Mitarbeitenden.

Sind viele Regeln durch die Betreuung vorgegeben, etwa die gemeinsame Haushaltsführung, Alkohol- oder Drogenabstinenz, dann bildet dies einen Rahmen, in dem gemeinsam mit den Bewohnern an diesen Grenzen gearbeitet werden kann. Die Bewohner verhalten sich dabei mal miteinander solidarisch in der Übertretung dieser Regeln, mal korrigieren sie sich gegenseitig, damit diese eingehalten werden.

Die Gruppe bezieht sich auf die Regeln setzende Betreuung, die als Autorität außerhalb der Gruppe angesehen wird. Diese kann sowohl als kontrollierend als auch als unterstützend erlebt werden. Es geht um Anpassung an soziale Regeln oder deren Ablehnung, um Anerkennung durch »wichtige« Menschen, um Konkurrenz, allerdings weniger um komplexere zwischenmenschliche Kontakte und Aushandlungsprozesse.

Für Menschen, die Eindeutigkeit und Klarheit benötigen, ist jedoch genau dies von Vorteil.

FALLBEISPIEL → In einer Wohngemeinschaft verselbstständigt sich eine Bewohnerin mehr und mehr, sie findet neue Kontakte in einer »kulturpolitischen Szene«, ihre Antriebsschwierigkeiten nehmen deutlich ab. Innerhalb der neuen Szene ist der Genuss von Alkohol so üblich wie im Rest der Gesellschaft. Die neuen Freunde werden zum Essen in die WG eingeladen, alle Mitbewohner profitieren von der anregenden Stimmung. Immer häufiger kommt es zu kleinen Feiern, der Wein fließt. Die gesamte Wohngemeinschaft hält gegenüber den Betreuern dicht. Ein Mitbewohner ist suchtgefährdet und kann nicht widerstehen, ein anderer trinkt zwar nicht, nutzt jedoch die Stimmung für sexuelle Avancen in alle Richtungen.

Die Betreuer beginnen sich um den suchtgefährdeten Bewohner Sorgen zu machen, obgleich der sich plötzlich traut, seine sich selbst nur mühsam eingestandene Homosexualität zu leben. Allerdings kommt er von Kneipengängen häufig mit Verletzungen zurück, die darauf hinweisen, dass er in schwere Prügeleien geraten sein muss. Bei Nachfragen beginnt Herr Z. zu weinen und berichtet nur, dass er wieder Stimmen höre.

Die Betreuenden bemerken, dass hier etwas mehr als üblich »ohne sie läuft«, und sprechen ihre Vermutungen an. In der Gruppe wird zwar gesehen, dass es mindestens einer Person nicht gut geht, allerdings freuen sich alle gemeinsam darüber, dass Herr Z. endlich zu seiner sexuellen Orientierung stehen kann. Er müsse jedoch nicht endlos weitertrinken, solle sich mal begrenzen, für andere aber gehöre Alkohol nun mal zu einer »kreativen« Stimmung dazu.

Die Wohngemeinschaft kann aus eigener Kraft keinen alkoholfreien Rahmen aufrechterhalten, und der erstgenannten Bewohnerin schadet dies wenig: Sie ist mit Volldampf auf dem Weg zur »Normalisierung«. Die Erinnerung daran, dass das Haus ein alkoholfreier Raum sein soll und sie darin bei Einzug eingewilligt hatte, muss mit einer Abmahnung – also der Androhung von Betreuungs- und gegebenenfalls Wohnungsverlust – durchgesetzt werden. Für die sich verselbstständigende Bewohnerin und ihre Freunde sind die Betreuer nun zwar die »Bösen«, die Regel wird jedoch weitestgehend eingehalten und die Situation stabilisiert sich erst mal wieder.

Werden Regeln und Grenzen erst gemeinsam, also gemäß der jeweiligen Wohngruppenbesetzung, entwickelt, dann sind die Einzelnen selbstständiger gefordert, um ihre Maße für Nähe und Distanz, den Raum für individuelle Bedürfnisse und gegenseitige Rücksichtnahme auszuhandeln. Dies belässt den Bewohnerinnen und Bewohnern mehr Selbstverantwortung, beinhaltet allerdings hohe Anforderungen an Kommunikations- und Konfliktfähigkeit. Die Betreuenden sind leitender Teil dieser Gruppe, geben Verantwortung zurück, moderieren die Gruppengespräche, geben Anregungen. Ihre »Entscheidungsgewalt« ist bewusst begrenzt, die Anforderungen auch an ihre Konflikt- und Reflexionsfähigkeiten sind entsprechend erhöht.

Eine andere Wohngemeinschaft tradiert selbstständig und aktiv die Regel des alkoholfreien Rahmens. Hier können allerdings einzelne Ausnahmen verhandelt werden: Rückfälle können vorkommen. Wenn es nicht in der Kneipe geschehen soll, darf ausschließlich im eigenen Zimmer getrunken werden, allerdings mit der Auflage, darüber möglichst schnell mit einem Betreuer zu sprechen. Nicht-Suchtgefährdete verhandelten, dass sie ihren Geburtstag mit Sekt begießen konnten, dieser durfte dann aber nicht im »öffentlichen« Kühlschrank stehen.

Dies funktionierte nur, weil die Bewohnerinnen mehrheitlich entschlossen waren, wenigstens ihren Alkoholmissbrauch zu überwinden, und darin schon einige Erfahrung hatten.

Gerade der Alkohol- und Drogenkonsum ist im betreuten Wohnen ein großes Problem. Einzelne Personen können leicht die gesamte Betreuungsarbeit boykottieren. Es ist nicht klug, sich auf endlose Machtkämpfe einzulassen. Androhungen von Wohnungsverlust sollten ernst gemeint sein und müssen deshalb gut überlegt werden. Notfalls muss in Kooperation mit anderen Diensten eine Alternative gefunden werden, oftmals ist dies immer noch zu langwierig, als dass die Mitbewohner unbeeinträchtigt blieben. Diese Betreuungssituationen sind auch für die Betreuenden kaum zu ertragen, sie können weder ihrem Auftrag noch den einzelnen Menschen gerecht werden.

Gibt es verbindliche Betreuungs- oder alltagspraktische Regeln, müssen diese und die möglichen Auswirkungen bei ihrer Übertretung vor Einzug bekannt sein. Sie stellen auch in Wohngemeinschaften einen Eingriff in die Privatsphäre dar, in den die Bewohner und Bewohnerinnen *vorher* einwilligen müssen.

Einzel- und Paarbetreuung

Da erwachsene Menschen in unserem Kulturkreis entweder innerhalb der eigenen Familie oder allein wohnen, ist ein Vorteil der Betreuung in eigener Wohnung die größere »Normalität«. Von der Einzelbetreuung profitieren entweder Menschen, die sehr gut allein sein können und/oder einen größeren Freundes- und Bekanntenkreis sowie viele Anlaufstellen im Stadtteil haben, oder Menschen, die im Zusammenleben mit anderen immer wieder erhebliche Schwierigkeiten bekommen, die durch zu viel Nähe oder auch durch den Kontakt zu vielen Menschen überfordert sind. Dieser Rahmen signalisiert: Du kommst größtenteils allein klar bzw. musst ab jetzt zu weiten Teilen allein klarkommen und bist selbst verantwortlich. Daher bevorzugen auch Menschen, die auf ihre Autonomie großen Wert legen und nur ungern in der alltäglichen Öffentlichkeit in einen psychiatrischen Kontext gebracht werden wollen, diese Unterstützungsform.

BEISPIEL → Frau C. leidet unter Panikattacken, konsumiert regelmäßig Alkohol und hat in der Vergangenheit bereits mehrere Wohnungen verloren. Auf Anraten der Klinik zieht sie in eine Wohngemeinschaft. Sie soll ihren Alkoholkonsum aufgeben bzw. reduzieren und sich einen Bekanntenkreis aufbauen.

Frau C. willigt anfangs ein, denn sie braucht ein »Dach über dem Kopf«, darüber hinaus meint sie, wenig Hilfe zu benötigen. In ihrer Herkunftsfamilie wurden psychisch kranke Menschen stark abgewertet und sie kann sich mit diesem »Status« nicht anfreunden. Praktisch kommt sie mit den Mitbewohnern einigermaßen klar, glaubt jedoch, dass diese in einem Heim besser aufgehoben wären; sie will mit so viel »Verrücktheit« nicht in Verbindung gebracht werden.

In den WG-Besprechungen gibt sie sich souverän, ihre Probleme sollen möglichst verschwiegen werden. Dabei benötigt sie viel Unterstützung: bei der Zimmerreinigung, bei Arztbesuchen, zeitweise kann sie sogar nur kurze Wege allein bewältigen.

Frau C. will nun unbedingt in eine eigene Wohnung ziehen, ist jedoch nicht in der Lage, sich selbst in irgendeiner Weise darum zu kümmern. Dieser Widerspruch ist ihr bewusst, Kompromisse und Lösungen können jedoch nur um den Preis eines Kontaktabbruches angesprochen werden. Ihre Unabhängigkeit muss besonders dann betont werden, wenn sie den größten Hilfebedarf hat, und die Betreuer müssen sich sehr unrealistische Situationsbeschreibungen anhören und die Anspruchshaltung von Frau C. aushalten. Bei Arztbesuchen ist die Betreuerin ihrer Meinung nach eine abrufbare Taxifahrerin, während der Behandlung sollte sie möglichst nah sein. Im Gespräch mit mehreren Professionellen fühlt sie sich unwohl und gehemmt. Klären die Betreuerinnen etwas zu ihren Gunsten, ist das die eigene Leistung gewesen. Hilfebedarf ist insgesamt schambesetzt, darf bei ihr persönlich eigentlich nicht vorkommen. Die Unterstützung von anderen Betroffenen kann sie nicht annehmen, »die sind ja verrückt«.

Nicht mit, sondern für Frau C. wird eine eigene Wohnung angemietet. Die Betreuerinnen halten das für keinen viel versprechenden Anfang. Der Kontakt zur Familie wird allerdings selbstbewusster, ihr Selbstwert steigt, Frau C. beginnt zu arbeiten. Und weil ihr dies viel bedeutet, hält sie ihren Alkoholkonsum meist in vertretbaren Grenzen. Ihre Probleme und der Hilfebedarf sind zwar gleich geblieben, die Betreuung kann nun allerdings auch »angenommen« werden: »Ich hab's euch ja gleich gesagt.«

Die Einzelbetreuungsbeziehungen können durchaus »exklusiv« werden und manchmal sind die Erwartungen an die Betreuer unrealistisch hoch (»Freundschaft«). Niemand anderes relativiert und ergänzt die Perspektive, weder die des Klienten noch die des Betreuers. Gemeinsame Gespräche mit Angehörigen verstärken die scheinbare Privatheit der Betreuung noch.

Diese einem solchen Rahmen innewohnenden Verhaltensweisen können durch Treffen im Betreuungsbüro oder durch die Teilnahme an Freizeitgruppen, an denen mehrere Betreute beteiligt werden, abgeschwächt werden. Die Privatheit wird dann relativiert. Dies setzt jedoch wiederum die Fähigkeit des Betreuten voraus, sich regelmäßig außerhalb der Wohnung treffen zu können. Supervision und regelmäßige Kooperationstreffen mit Kollegen anderer Dienste helfen den im betreuten Wohnen Tätigen, die Professionalität der Beziehung zu erhalten.

Paarbetreuungen werfen ganz unterschiedliche Probleme auf, je nachdem, ob eine oder beide Personen einen Betreuungsvertrag unterschrieben haben. Neben der Unterstützung in konkreten Anliegen kommen immer wieder Konflikte in der Beziehung zur Sprache. Wird nur eine Person betreut, ist eine Einbeziehung des Nicht-Betreuten in die Klärung immer auch von dessen Bereitschaft dazu abhängig sowie natürlich davon, ob die Betreuten dies überhaupt wollen oder ob sie die Betreuung in diesem Bereich einfach als persönliche Beratung nutzen wollen. ← **Paare**

BEISPIEL → Der Partner von Frau A. erlebte die Zurückhaltung der Betreuerin ihm gegenüber anfangs als Zurückweisung. Dies wurde hauptsächlich in den Betreuungsgesprächen mit Frau A. allein geklärt und von ihr weitervermittelt. Kurze Begegnungen und die gleich bleibende Freundlichkeit seitens der Betreuerin konnten die Befürchtungen des Partners reduzieren.

Frau A. bezog ihren Partner immer dann stark ein, wenn es Anfragen zum Beispiel von einer Behörde oder vom Vermieter gab, nicht aber wenn sie emotionale Probleme mit ihm bekam, die im Zusammenhang mit ihrer Liebesbeziehung standen. Dann versuchte sie gemeinsam mit der Betreuerin herauszufinden, ob etwa ihre Eifersucht eher ihrer Angst vor dem Verlassenwerden entsprang oder ob sie womöglich von paranoiden Gedanken angetrieben wurde und wie das reale Geschehen in der Paarbeziehung besprochen werden konnte.

Wenn beide Partner betreut werden, bietet es sich an, dass jeder einen eigenen Bezugsbetreuer hat. Konkurrenzen lassen sich dadurch vermeiden. Sollten Klärungsgespräche notwendig werden, können diese zu viert stattfinden, wobei der Umgang der jeweiligen (»parteilichen«) Betreuer miteinander ein Modell für das Paar sein kann.

Rehabilitation planen

Am Anfang jeder Betreuung – bevor über eine Wohnform entschieden ist und jährlich wiederkehrend – steht die Begutachtung. Betreuungsziele und -schritte werden gemeinsam von den Gutachtern, Bewohnern und Betreuenden geplant. Dazu wird heute fast überall der Integrierte Behandlungs- und Rehabilitationsplan (IBRP) angewandt. Der IBRP leitet zu einer beschreibenden »Diagnostik« an und er enthält sich der Erklärung und jeder zusammenfassenden Interpretation. Der Blick auf die Bewohnerinnen und Bewohner bleibt unverstellt von komplexen Krankheitsbildern, mit denen klassische Vorurteile und Stigmatisierungen verbunden sind.

Die Auflistung persönlicher Fähigkeits- und Problembereiche ist für keinen Menschen angenehm. Nicht zu Unrecht fühlen sich die meisten Betreuten, als würden sie eingeschätzt und beurteilt. Dabei sollen sie nun auch noch aktiv teilnehmen?!

Eine sensible Vorgehensweise ist im »Planungsgespräch« besonders wichtig, es soll deutlich werden, dass *mit* den Betreuten geplant wird und nicht über ihre Köpfe hinweg.

⟵ **Fähigkeitsstörungen**

Im IBRP finden sich unter der Rubrik »Fähigkeiten, Fähigkeitsstörungen und Beeinträchtigungen« diagnostische Begriffe (Angstsyndrom) und (symptomatische) Verhaltensbeschreibungen (etwa: selbstgefährdendes Verhalten) sowie einige »mentale Funktionen«. Diese werden gemeinsam mit Gutachtern und Bewohnern eingeschätzt, um daran anschließend einen individuellen Arbeitsauftrag zu vereinbaren.

Maßstab für die Beurteilung des Ausprägungsgrades von Beeinträchtigungen ist jeweils der Vergleich mit der Altersgruppe einer Person, wobei die Zugehörigkeiten zur sozialen Schicht und zu einer ethnischen Gruppe als Vergleichsmaßstab zu berücksichtigen sind. Ebenso ist auf geschlechtsspezifische, kulturelle Vorurteile zu achten. So ist etwa bekannt, dass aggressives und störendes Verhalten bei Männern, hingegen depressives Erleben bei Frauen eher toleriert wird, da es vermeintlich geschlechtsspezifisch ist.

Dass auch manche »Funktionsstörungen« im klinischen Rahmen nicht erkannt werden, liegt daran, dass ein stationäres Umfeld eine Umweltbedingung darstellt, die förderlich sein kann. Beispielsweise kommt es immer wieder vor, dass Abhängigkeitserkrankungen im Kliniksetting nicht auffallen, weil das eher rigide System dort keine Gelegenheiten zum Trinken lässt. Dann wird in der ambulanten Betreuung erst nach und nach deutlich, dass der Betreute ein Alkoholproblem hat, auf das jetzt viel zu lange nicht reagiert worden ist. Die Akte aus der Klinik jedenfalls enthält keinen einzigen Hinweis darauf. Gilt in Wohngemeinschaften aber ein Abstinenzgebot, bei gleichzeitig größerem Freiraum, nehmen die Probleme plötzlich dramatisch zu.

MERKE → **Die Beurteilung von Beeinträchtigungen kann sich je nach dem Kontext, in dem eine Person lebt, verändern. Dies macht deutlich, wie sehr Fähigkeits- bzw. Funktionseinschränkungen abhängig sind vom Lebensumfeld.**

Teilhabe und Aktivitäten

Spätestens sobald jemand außerhalb einer voll versorgenden, stationären Einrichtung lebt, ist er in vielen Lebensbereichen gleichzeitig gefordert. Seine Teilhabe am sozialen Leben und seine Aktivitäten bzw. entsprechende Beeinträchtigungen geraten damit in den Blick. »Teilhabe« generell ist das Einbezogensein einer Person in eine Lebenssituation oder einen Lebensbereich.

»Teilhabe hat rechtlich objektive Gesichtspunkte, sie meint:

- einen Zugang zu jenen Lebensbereichen zu haben, die für die betreffende Person wichtig sind, etwa Erwerbsleben und Selbstversorgung,
- in Lebensbereiche integriert zu sein und an ihnen teilzunehmen,
- eine Entfaltung in eben diesen Lebensbereichen sowie
- ein unabhängiges, selbstbestimmtes und gleichberechtigtes Leben in all jenen Lebensbereichen, die von der Person als wichtig angegeben werden.

Unter subjektiven Gesichtspunkten heißt das:

- Zufriedenheit in Lebensbereichen, die für die Person wichtig sind,
- erlebte gesundheitsbezogene Lebensqualität in diesen Lebensbereichen,
- erlebte Anerkennung und Wertschätzung.« (Schuntermann 2005)

Um herauszufinden, welche Unterstützungsleistungen im Einzelnen sinnvoll sind, muss geschaut werden, wo die Schwierigkeiten im Alltag konkret liegen, woran selbstständiges Wohnen bisher gescheitert ist: Sind Ernährung, Körperpflege und Wohnraumreinigung eigenständig zu bewältigen? Bestehen Probleme im Umgang mit Behörden, Vermietern etc.? Kann sich jemand sein Geld einteilen? Hat jemand genügend soziale Kontakte und die Möglichkeit, seinen Tag zufrieden stellend zu gestalten?

Was kann getan werden, damit es in diesen Bereichen nicht wieder zu Problemen kommt?

Möchte zum Beispiel ein Bewohner lieber Begleitung beim Einkaufen oder Hilfestellungen, um Kochen zu lernen, eine Mahlzeit in der Tagesstätte einzunehmen oder von einem Menü-Bringedienst versorgt zu werden? Was hindert einen Menschen daran, aktiv zu werden? Müssen die äußeren Bedingungen verändert werden, gibt es ungenutzte oder aktivierbare Ressourcen im Stadtteil oder / und hat jemand Interesse daran, selbst dazuzulernen? Es muss nicht nur gefragt werden, welche Unterstützung jemand benötigt, sondern auch danach, welche Unterstützung jemand annehmen kann.

Nicht bei jeder Schwierigkeit werden psychiatrische Hilfen benötigt, mehr noch: Die Betreuenden sollten sich vorrangig um nichtpsychiatrische Hilfen bemühen. Dies trägt wesentlich zu einer Integration in den Stadtteil bei. Zur Verbesserung sprachlicher Ausdrucksfähigkeit können Volkshochschulkurse, zur Veränderung der Ernährung eine entsprechende Beratung und zur Freizeitgestaltung ein Sportverein beitragen. Die Betreuung besteht dann aus Information und begleitenden Gesprächen, die ggf. zur Weiterführung dieser Angebote notwendig sind, oder auch in der Information und Beratung nichtpsychiatrisch ausgebildeter Kursleiter.
Es kommt auch vor, dass in einzelnen Bereichen Beeinträchtigungen und Konflikte bestehen, die (momentan) nicht bearbeitet werden können bzw. sollten. Das heißt, nicht immer muss ein Beeinträchtigungsgrad zu entsprechend hohen Angaben bei den Betreuungsleistungen führen, Bereiche mit »niedrigen« Werten können für die Bewohner im Fokus stehen und in der Betreuung zeitweise intensive Leistungen erfordern.
Eine Ressourcenorientierung legt Letzteres geradezu nahe. Erfolge in einem weniger belasteten Lebensbereich motivieren die Bewohner häufig später dazu, größere Schwierigkeiten anzugehen.

BEISPIEL → Im IBRP einer neu in die Wohngemeinschaft eingezogenen Bewohnerin ist ursprünglich eine leichte Beeinträchtigung im Bereich »Wohnraumreinigung und -gestaltung« und eine stark ausgeprägte Beeinträchtigung in der »Aufnahme einer Beschäftigung« eingegeben und mit den entsprechend niedrigen bzw. hohen Unterstützungsbedarfen seitens des betreuten Wohnens versehen worden. Im ersten Bereich bedürfe es Information und Beratung, im zweiten mindestens individuelle Planung, Beobachtung und Rückmeldung bis hin zu übender Unterstützung.

Nachdem Frau Y. die benötigte aktive Unterstützung bei der Besorgung von Möbeln und deren Aufbau bekommen hat, stellt sich heraus, dass sich bei der Wohnraumreinigung und -gestaltung eher ihre Fähigkeiten denn ihre Einschränkungen darstellen. Trotzdem beschäftigt sie die

Betreuerinnen dadurch, dass sie die »Schmutzgrenzen« ihrer Mitbewohnerinnen problematisiert und immer wieder entsprechende Konflikte besprochen werden müssen.

Die Betreuerinnen bemühen sich gleichzeitig sehr darum, Frau Y. bei der Suche nach einer Beschäftigung behilflich zu sein. Als eine gefunden ist, wird diese jedoch schnell wieder aufgegeben. Hauptthema ist und bleibt der Haushalt. Die Betreuerinnen bleiben, entgegen des ursprünglichen Auftrages, jetzt auch bei diesem Thema. Im IBRP müsste jetzt stehen: keine Beeinträchtigung bei der Wohnraumreinigung, die stark ausgeprägte Beeinträchtigung in der Aufnahme einer Beschäftigung wird zurzeit »nur« durch Information und Beratung in die Betreuung einbezogen.

Frau Y. erobert sich ihre Rolle in der WG, fühlt sich sicherer und übernimmt nach und nach auch noch die Aufgaben ihrer Mitbewohnerinnen. Diese fühlen sich plötzlich nicht nur erleichtert, sondern manchmal auch bevormundet. Darüber wiederum ist Frau Y. enttäuscht, wird wütend und zieht sich verletzt zurück. In gemeinsamen Gesprächen über Haushaltsführung und zwischenmenschliche Konfliktklärung erfährt Frau Y., dass sie trotz unterschiedlicher Auffassungen dazugehört und dass ihre Fähigkeiten wahrgenommen werden. Der Punkt »Beeinträchtigung in der Gestaltung sozialer Beziehungen im engeren Wohn- und Lebensbereich« müsste nun stärker gewichtet werden, hier benötigt und bekommt sie begleitende und übende Unterstützung. Ebenso wird nun daran gearbeitet, dass Frau Y. auch außerhalb der Wohngemeinschaft Menschen kennen lernt.

Diese gibt ihr dann offenbar die Sicherheit, es noch einmal mit einer Beschäftigung zu versuchen. Die auftretenden Schwierigkeiten können vor dem Hintergrund der WG-Erfahrungen eingeordnet und mit der Sozialarbeiterin der Beschäftigungseinrichtung besprochen werden, zumal Frau Y. inzwischen die für die klärenden Gespräche benötigte Unterstützung durch die Betreuerinnen annehmen kann.

In diesem Beispiel wird deutlich, wie sehr soziale Probleme die Alltagsbewältigung in den anderen Bereichen erschweren können. In der Gruppenarbeit eröffnet sich die Möglichkeit, die Befürchtungen, Erwartungen und Hoffnungen, die sich an andere Menschen richten, auf vielfältige Weise zu thematisieren, im Einzelkontakt zu den Betreuern ist dies allerdings nur eingeschränkt möglich.

Da die Unterscheidung zwischen Problemen der Aktivität einerseits und Teilhabe andererseits die jeweils notwendigen Arbeitsansätze und -aufgaben im Rahmen einer Betreuung deutlich werden lassen, will ich hierauf genauer eingehen:

BEISPIEL → Eine Bewohnerin hatte vor einiger Zeit auf Grund von Panikattacken große Schwierigkeiten, Straßenbahn zu fahren, und konnte ihren betreuten Arbeitsplatz in einer Bäckerei nicht mehr regelmäßig erreichen. Sie bewältigte diese Störung durch Daheimbleiben. Die *Aktivität*, also ihre Handlungsfähigkeit im Lebensbereich Arbeit / Beschäftigung, war damit erheblich eingeschränkt, regelmäßige Begleitung konnte nicht organisiert werden, eine Krankschreibung wurde unumgänglich.

Später bekam die Bewohnerin erneut Probleme, ihren Job auszuüben. Bisher wurde sie aus der städtischen Sozialhilfe geringfügig entlohnt und konnte ihre Arbeitszeiten auf ein ihr mögliches Maß beschränken. Dann aber wurde dieser Arbeitsplatz ein »1-Euro-Job«, an den die Bedingung einer 15-stündigen wöchentlichen Arbeitszeit geknüpft ist. Da sie nur an drei Tagen 3-4 Stunden arbeiten konnte, drohte der Jobverlust, obwohl sie dort regelmäßig, zuverlässig und zu aller Zufriedenheit tätig war. Ohne eigenes Zutun ist ihr nun die *Teilhabe* am Lebensbereich Arbeit / Beschäftigung verwehrt.

Was also zunächst lediglich eine Einschränkung ihrer Aktivität darstellte, die therapeutisch bearbeitbar war und nur ein Aussetzen von der Teilhabe am Bereich Arbeit / Beschäftigung bedeutete, wird in der neuen Situation zu einem Ausschluss aus diesem Bereich insgesamt.

Probleme der Teilhabe müssen oftmals »sozialanwaltlich« bearbeitet werden. Im obigen Beispiel zieht das nach sich: Gespräche mit dem Beschäftigungsträger, Anrufe beim Sozialamt mit der Anregung, Lösungen für diese Probleme zu finden, Suche nach einer Alternative und Bearbeitung der dadurch ausgelösten weiteren Probleme. Es könnte nötig werden, übergangsweise eine neue Tages- und Wochenstruktur aufzubauen, die Selbstzweifel, erneuerte Ängste und Schuldgefühle zu bearbeiten sowie erneut die Motivation zu fördern, selbst aktiv tätig zu werden.

Damit ist der Übergang zu den Problemen der Aktivität angezeigt, wobei es darum geht, die Handlungskompetenz der Bewohner zu erhöhen.

Im ersten Beispiel reagiert die Bewohnerin auf ihre zunehmende Angst beim Straßenbahnfahren dadurch, dass sie zu Hause bleibt. Die eingeschränkte Mobilität macht sie unzufrieden, sie verarbeitet ihr Erleben äußerst selbstkritisch als Unfähigkeit, die einfachsten Alltagshandlungen durchzuführen. Ihr Selbstvertrauen reduziert sich und die Schwierigkeiten nehmen zu: Einkaufen kann sie nun nur noch in Begleitung, sie zieht sich weiter zurück.

Wo die möglichen Ansätze für die Betreuungsarbeit liegen können, erkennt man, wenn man sich vor Augen führt, was für Bedingungen nötig sind, eine Aktivität auszuführen.

ABBILDUNG 3 Das Grundmodell der Handlungstheorie

(nach Schuntermann 2005)

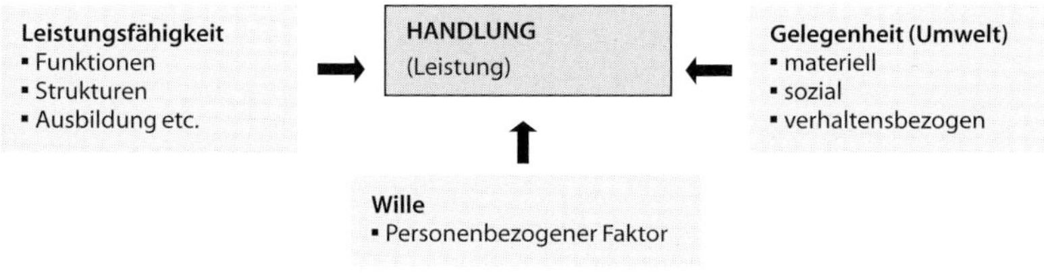

Die Panikattacken der Bewohnerin können als Ausdruck einer Funktionsstörung gesehen werden, die ihre Fähigkeit betrifft, Angstgefühle situationsgemäß zu regulieren. »Straßenbahnfahrten« und damit auch Aktivitäten im Lebensbereich »Beschäftigung« sind eingeschränkt. Verfügte diese Bewohnerin über genügend Einkommen, könnte sie dies durch Taxifahrten kompensieren. Da die ökonomischen Ressourcen nicht ausreichten, suchten die Betreuerinnen nach anderen Möglichkeiten, nach sozialen Ressourcen: Kann die Bewohnerin begleitet werden, etwa durch Arbeitskollegen, die denselben Weg haben, oder durch Betreuerinnen, Bekannte oder Mitbewohnerinnen? Diese Vorgehensweise war nur in einem zeitlich begrenzten Umfang realisierbar, ein fußläufig erreichbarer Arbeitsplatz stand nicht zur Verfügung. Der »Wille«, diese Situation zu lösen, musste gestärkt werden.
Um den Rückzug in die Privaträume zu unterbrechen, erwirkte die Bewohnerin eine Aufnahme in der Tagesklinik. Der Weg dorthin muss auch mit der Straßenbahn zurückgelegt werden, ist jedoch wesentlich kürzer. Der Tagesbeginn in der Tagesklinik liegt später als der Arbeitsbeginn in der Bäckerei, sodass eine Mitbewohnerin bereit war, sie auf dem Weg dorthin zu begleiten. Der Umgang mit den Panikattacken kann ebenfalls auf diesem Weg und in der Tagesklinik geübt werden.
In Gesprächen mit den Betreuerinnen werden mögliche Auslöser für die erneuten Panikattacken gesucht und gefunden (die Angst bezog sich ursprünglich auf einen gewalttätig agierenden Kollegen, dem die Bewohnerin hilflos und »wie gelähmt« gegenüberstand). Gemeinsame Gespräche am Arbeitsplatz konnten die Situation entspannen.
Ein ausgefüllter IBRP könnte in diesen Feldern wie folgt aussehen (siehe Tabelle):

TABELLE Ausgefüllter IBRP

Aktuelle Problemlage:	
Vorrangige Störungen Krankheitsbewältigung Lebensfeldbezogene Fähigkeitsstörungen Situative Faktoren belastende Lebenssituation	• Angst- und Panikattacken, geringes Selbstwertgefühl • Rückzugstendenzen • Eingeschränkte Mobilität, mangelnde Durchsetzungsfähigkeit in sozialen Beziehungen • Probleme, Arbeitsplatz regelmäßig zu erreichen • Drohender Verlust des Arbeitsplatzes
Ziele:	
Vorrangige therapeutische Ziele bezogen auf Symptomatik/Befindlichkeit und Kompetenzen/Bewältigungsverhalten unter Berücksichtigung angestrebter Veränderungen der Wohn- bzw. Lebenssituation	• Verbesserte Wahrnehmung persönlicher Kompetenzen • Erlernen, eigene Interessen zu vertreten • Verringerung der Schwierigkeiten beim Straßenbahnfahren • Erhalt des Arbeitsplatzes • Lösung der Schwierigkeiten am Arbeitsplatz
Vorgehen:	
Therapeutisch-rehabilitative Maßnahmen in Stichworten (siehe auch Produktbeschreibung)	• Kleinschrittige Zielplanung, auf Erfolge und Fähigkeiten hinweisen • Übende Begleitung in die Stadt, Gruppenaktivitäten anbieten, Unterstützung, Rückmeldung etc. geben in sozialen Konflikten • Kooperation mit Arbeitsstelle • Klärungsgespräche mit Arbeitskollegen
Erbringung durch:	
Beteiligte Einrichtungen und Dienste sowie Bezugspersonen	• Betreutes Wohnen, Tagesstätte, Arbeitsstelle (ggf. Psychotherapie, notfalls Tagesklinik)

Spätestens bei der nächsten Begutachtung wird die Zielerreichung überprüft. Manche Ziele müssen vielleicht präzisiert werden (etwa das Erlernen, eigene Interessen zu vertreten oder Interessen gegenüber Männern zu vertreten etc.), andere werden beibehalten, weil sie noch nicht oder nur teilweise erreicht wurden (verbesserte Wahrnehmung persönlicher Kompetenzen – auch hier müssen vielleicht neue »Methoden« entwickelt werden), wieder andere können verabschiedet werden (Verringerung der Schwierigkeiten beim Straßenbahnfahren, Lösung der Schwierigkeiten am Arbeitsplatz). Dann kommen vielleicht neue hinzu: Unterstützung bei der Geldeinteilung, Verselbstständigung bei behördlichen Angelegenheiten, Integration in eine Freizeitgruppe, Teilnahme an einer Selbsthilfegruppe usw. → Rehabilitationsplanung, Seite 59

MERKE → Bei der Betreuungsplanung soll zuerst überlegt werden, welche Veränderungen in der Umwelt dazu beitragen, dass Schwierigkeiten in der Alltagsbewältigung vermieden werden können. Anschließend muss überprüft werden, welche Fähigkeiten genutzt und eventuell ausgebaut werden können, um neue Lebensbereiche zu erschließen und die Lebensqualität zu erhöhen. Im Vordergrund stehen hier die auf der praktischen Ebene zu leistenden Unterstützungsformen.

Aufgaben kritisch reflektieren

Vom Suchen, Finden und »Besserwissen«

Egal wie gründlich die Rehabilitationsplanung war, für die Bewohner und die Betreuer treten die Schwierigkeiten erst im Alltag auf: Da soll jemand möglichst selbstbestimmt in seiner Wohnung leben, aber nicht den ganzen Tag fernsehen; mit seiner Erkrankung eigenverantwortlich umgehen, aber nicht die Medikamente willkürlich nehmen, wann und wie es ihm gerade einfällt. Derselbe Bewohner will vielleicht seine Beziehung zu den Eltern erhalten, soll aber nicht immer tun, was diese sich wünschen, er soll selbstständiger werden, eigene Interessen formulieren lernen. Sagt er dann, er wolle lieber fernsehen als etwas anders, dann ist es aber auch wieder falsch.

Die Herausforderung ist, dass häufig verschiedene Ziele miteinander in Konkurrenz stehen oder in den verschiedenen Lebensbereichen jeweils andere Fähigkeiten zu entwickeln und zu fördern sind. Von Betreuern wird erwartet, dass sie wissen, »wo's langgeht«, aber sie sollen keine »Expertenmacht« haben, sie müssen mehr wissen, dürfen aber nichts besser wissen.

Glücklicherweise gibt es etwas Drittes in der Betreuung, nämlich die Anforderungen des Alltags, die immer wieder zu »objektiven Notwendigkeiten« werden.

Es kann zwar anstrengend sein, aber Betreuungsarbeit besteht auch darin, abwarten zu können, bis sich ein Problem im konkreten Alltag stellt. Im Koordinatensystem der Betreuung bewegen wir uns einerseits auf der x-Achse zwischen Leiden und Stabilität, andererseits auf der y-Achse zwischen Selbstbestimmung und Fremdbestimmung/Abhängigkeit. Eine Rechtsbetreuung kann den einen stabilisieren, weil er endlich mit seinem

Geld klarkommt, und den anderen destabilisieren, dieser fühlt sich vielleicht bevormundet und gibt die restliche Verantwortung ebenfalls ab. Auch hohe Werte auf der Selbstbestimmungsachse bringen nicht notwendig mehr Lebenszufriedenheit, sie können auch zu Verwahrlosung und Isolation führen.

Beide Werte müssen für jeden Betreuten individuell abgestimmt werden, dies gehört zu den planend-reflektierenden Unterstützungsformen, die das betreute Wohnen anbietet.

MERKE → Falls stabilisierende Maßnahmen im Widerspruch zur Entwicklung von mehr Selbstverantwortung stehen, muss im Dialog mit den Bewohnern herausgefunden werden, welche Prioritäten gesetzt werden sollen und warum.

Umgang mit den Störungen

Den krankheitsbedingten Störungen wird in der Betreuung mit sozialen Mitteln begegnet: entlastende Gespräche, Schaffung von Rückzugsräumen, Orientierung in der Realität durch praktisches Tun usw. In diesen Bereich gehört allerdings auch die Kooperation mit Psychiatern und der Umgang mit den Psychopharmaka. Die Position »Nur so viel wie nötig, so kurz wie möglich« ist eine bequeme Aussage, solange man nicht wirklich im konkreten Fall darüber zu entscheiden hat. Eine betreuerische Haltung kann und sollte jedoch sein, bei Psychiatern darauf hinzuweisen, dass in stabilen Zeiten die Medikamente reduziert werden können, und darauf hinzuwirken, dass die von den Bewohnern gewünschte Reduktionen grundsätzlich wohlwollend und nicht skeptisch aufgenommen werden.

← Compliance

Die Schwierigkeiten, die in diesem Bereich häufig vorkommen, lassen sich unter dem Stichwort »Compliance« zusammenfassen. Compliance umfasst die Zusammenarbeit mit dem Arzt, das Vertrauen in die ärztliche Behandlung, bedeutet aber auch: Krankheitseinsicht. Entsprechend kommt der Auftrag, die Compliance müsse beim Patienten erhöht werden, von Psychiatern. Kein Bewohner würde jemals den Wunsch formulieren, er müsse seine Compliance erhöhen. Die Bewohnerinnen und Bewohner machen die Erfahrung, dass ihnen (bestimmte) Medikamente helfen oder auch nicht helfen. Menschen in ihrer Umgebung können dazu eine ganz andere Meinung haben, die Betreuungsaufgabe kann dann sein, die Auseinandersetzungen vermittelnd zu begleiten, nicht die Position des Psychiaters zu übernehmen.

Wenn Betreuer häufig die Erfahrung machen, dass ein Bewohner durch die Einnahme der verordneten Psychopharmaka besser in der Lage ist, seinen Alltag zu bewältigen, kommen auch sie darüber manchmal in Konflikte mit den Bewohnern. Letztlich ist das Selbstbestimmungsrecht des Betroffenen entscheidend, sofern niemand dadurch ernsthaft gefährdet ist, denn jeder Mensch hat auch das Recht auf Krisen.

In der bevormundenden, fürsorglichen Grauzone halten wir uns auf, wenn wir all unsere Überredungskunst anwenden, um die Bewohner von unserer Sicht der Dinge zu überzeugen, weil vielleicht immer mehr Betreuungsziele aufgegeben werden. Wenn möglich, ist eine transparente, konfrontierende Diskussion darüber die bessere Wahl.

Das Selbstbestimmungsrecht schränken wir noch deutlicher ein, wenn Rechtsbetreuungen für den Bereich Gesundheit beantragt werden. Dies darf nur dann geschehen, wenn wiederholt andere Grundbedürfnisse dieses Menschen in Gefahr sind, zum Beispiel wenn dem Betroffenem schon öfter die Wohnung gekündigt wurde und dies in einem engen Zusammenhang mit dem Absetzen der Neuroleptika zu stehen scheint. Dabei muss in Erwägung gezogen werden, dass die Bewohner manchmal andere Prioritäten setzen als die Betreuer. Sie sollten dann über die Auffassungen der Betreuer informiert sein: Bei wiederholten Gefährdungen anderer Grundbedürfnisse befürworten in der Regel auch Wohnbetreuer die Einschränkung der Selbstbestimmung.

Alltagsbewältigung – Sicherung und Gestaltung des Wohnraums

Auch im Bereich der Sicherung und Gestaltung des Wohnraums geht es um die Grenzen der Selbstbestimmung. Dies ist der zentrale Arbeitsbe-

reich des betreuten Wohnens, bei Betreuungen ist immer klar, dass die Bewohnerinnen und Bewohner hierin Unterstützung benötigen.
Diese Unterstützung kann darin bestehen, zu erfragen, ob alle anfallenden Rechnungen, Behörden- und Vermieterpost, die Geldeinteilung etc. selbstständig erledigt werden, ob irgendwo Probleme bestehen, die gemeinsam gelöst werden können, oder ob diese Arbeit für den Anfang ganz übernommen werden muss, mit dem Betreuungsziel, »Hilfe zur Selbsthilfe« zu leisten und diese Aufgaben schrittweise in die Verantwortung der Betreuten zu übergeben.
Meistens ist es erforderlich, ein System, eine Ordnung in diese Angelegenheiten zu bringen: Ordner anlegen, Daueraufträge einrichten, Festlegung des wöchentlich zur Verfügung stehenden Geldes, Klärung der Frage, wo finanzielle Unterstützung beantragt werden kann, um dann die entsprechenden Anträge zu stellen. Ausgestattet mit einem übersichtlichen Ordnungssystem, den wichtigsten Adressen, Telefonnummern und den Namen der zuständigen Sachbearbeiter ist es vielen möglich, diese Arbeiten zunehmend selbstständiger zu erledigen.
Manchmal sind Betreuer jedoch ständig damit beschäftigt, die »Ordnung« wiederherzustellen, ohne jemals ans Ziel zu kommen. Die Bewohner interessieren sich einfach nicht dafür oder befürchten immer das Schlimmste, wenn die Post kommt, sodass diese schnell irgendwohin verschwinden muss.
Ähnliches gilt für die Haushaltsführung. Wie viel Unordnung erträgt ein Betreuer, ohne bevormundend einzugreifen, wie viel beherztes Zupacken benötigt ein Bewohner, um selbst tätig zu werden? Muss eine Haushaltshilfe organisiert werden und wer bezahlt diese? Wie viel Unordnung benötigt ein Bewohner, um sich zu Hause zu fühlen?
Eine Grenze ist dabei immer klar: Die Wohnung soll erhalten bleiben, notfalls werden die Betreuer die anstehenden Aufgaben übernehmen. Nur, was liegt dazwischen? Seien wir ehrlich, die Frage lautet: Handelt es sich um Bequemlichkeit oder um Krankheit oder um beides? Da taucht er wie-

der auf, der Gedanke von dem persönlichen Verschulden! Und: Dieser Gedanke darf laut geäußert werden! Es geht darum, die Eigenverantwortung psychisch erkrankter Menschen ernst zu nehmen. Das gelingt nicht, wenn wir sie als umfassend und grundsätzlich Hilflose und Kranke ansehen, die geschont werden müssen, denn dahinter versteckt sich eben auch defizitäres Denken. Forderungen vermitteln auch: Ich traue dir etwas zu, ich bin optimistisch, dass du das schaffst!

Arbeit und Beschäftigung: die Tagesstruktur

Die meisten Menschen im betreuten Wohnen sind erwerbslos oder erwerbsunfähig, sie leiden nicht nur unter der damit meist verbundenen Armut und dem geringen sozialen Ansehen, sondern auch darunter, die einzelnen Tage nur mit Mühe sinnvoll gestalten zu können. Es gibt für einige morgens keinen Grund aufzustehen, das Fernsehprogramm vertreibt die Langeweile tagsüber und abends ein wenig, die Tage werden allerdings immer gleichförmiger, die Bewohner immer antriebsloser und einsamer. Mit ein bis zwei Betreuungsterminen in der Woche lässt sich kein Tag strukturieren, es muss gemeinsam ein Arbeitsplatz oder eine Beschäftigung gesucht werden. Aber: »Was soll das denn, es gibt ja sowieso keine Arbeit.«

Nach langer Erwerbslosigkeit fällt es jedem Menschen schwer, sich wieder an einen geregelten Tagesablauf zu gewöhnen. Umso schwerer ist es für psychisch belastete Menschen, die nötige Verlässlichkeit und Ausdauer aufzubringen, sie müssen sich »nebenbei« täglich ohnehin anstrengen, um eine gewisse emotionale Stabilität zu erhalten. Dass eine sinnvolle Beschäftigung, eine Tagesstruktur dabei helfen kann, ist für manche nicht sofort einsehbar. Einige sind noch damit beschäftigt, ihren letzten Stellen- und Statusverlust zu verarbeiten, andere denken beim Thema Arbeit an die gut dotierten Posten und das viele Geld und Ansehen, das sie vermutlich nie werden erreichen können.

Die Arbeitsvorschläge, die die Betreuer machen können, bieten keine nen-

nenswerte Einkommensverbesserung oder gar soziales Prestige. Materiell motiviert meist nur ein möglicher, kleiner Zuverdienst. Eine umso größere Rolle spielen einerseits die Interessen, die die Bewohner im Leben verfolgt haben oder auch die noch niemals Raum bekommen haben und jetzt erprobt werden können, oder andererseits die möglichen neuen sozialen Kontakte, die zu den Arbeitskollegen entstehen können.

Häufig sind die üblichen Arbeitszeiten nicht durchzuhalten, es müssen Arbeits- und Beschäftigungsverhältnisse gesucht werden, in denen relativ flexibel auf die Befindlichkeiten der Mitarbeiterinnen reagiert werden kann.

Da es zu wenig bezahlte Arbeitsplätze gibt und für psychisch erkrankte Menschen besonders zu wenige niedrigschwellige Arbeits- und Beschäftigungsverhältnisse, in denen jemand mal ein paar Stunden am Tag, womöglich auch nur an zwei Tagen in der Woche arbeiten kann, gestaltet sich die Suche danach häufig schwierig. Wartezeiten und Kompromisse sind eher die Regel als die Ausnahme. Es geht nicht immer darum, beschützte Arbeitsplätze oder berufliche Rehabilitationsmaßnahmen zur Verfügung zu stellen, obgleich es auch davon zu wenige gibt. Es geht manchmal einfach darum, kürzere Arbeitszeiten zu haben, nicht so viel Verantwortung tragen zu müssen, sich und die Arbeit erst einmal ausprobieren zu können.

Durchhaltevermögen und Frustrationstoleranz steigern – das sind die »Schlagworte«, die ich selbst benutze, wenn jemand zum x-ten Mal eine Beschäftigung aufgibt. Manchmal muss ich mir dann eingestehen, dass ich diese langweilige Tätigkeit an seiner oder ihrer Stelle auch zu frustrierend fände und nicht durchgehalten hätte.

Integration in den ersten Arbeitsmarkt gelingt jedoch selten. Derzeit ermöglichen die so genannten 1-Euro-Jobs kürzere Arbeitszeiten, sie werden als »normalere Ungerechtigkeit« empfunden und bieten immerhin auch die Möglichkeit, in Bereichen tätig zu werden, die nicht ausschließlich schlecht bis gar nicht qualifizierten Menschen offen stehen. Psychische Er-

krankung ist schließlich nicht gleichzusetzen mit geringer Bildung oder verminderter Intelligenz.
Fernsehen und neuerdings Computerspiele verlocken viele Bewohner, sich zu Hause zu isolieren. Gegen ein Versinken in einer gesellschaftlich akzeptierten, irrealen Welt kommt kaum eine Betreuung an. Also, muss genau damit mehr gearbeitet werden! Einige Betreute sind dadurch zu begeistern, selbst Webseiten herzustellen, Musik zu machen oder Filme zu drehen, solche Möglichkeiten können auch innerhalb des betreuten Wohnens mehr geschaffen werden.
Da andere Betreute von Computern überhaupt keine Ahnung haben und sich dadurch immer ausgeschlossener fühlen, können zum Beispiel in Tagesstätten oder noch besser in Kulturzentren Selbsthilfe-Kurse initiiert werden. Die Betreuungsarbeit kann dann darin bestehen, den Aufbau eines Kurses zu unterstützen, Materialien und Informationen zur Verfügung zu stellen und bei Problemen beratend zur Seite zu stehen. Für manche lassen sich dadurch eventuell sogar neue Arbeitsmöglichkeiten anbahnen.

Gestaltung persönlicher und sozialer Beziehungen

Viele Betreute sehnen sich nach Normalität und möchten auch nicht unentwegt über psychische Erkrankungen sprechen, zumal damit Entwertungen zusammenhängen. Bei genauerer Betrachtung ihrer Beziehungen zu anderen psychisch erkrankten Menschen können die Bewohner bemerken, dass sie deren Einfühlsamkeit und Verständnis schätzen, dass sie nicht immer alles so ausführlich erklären müssen: »Die wissen sofort, was ich meine, haben es ja selbst erlebt.« Manchmal muss man auch gar nichts erklären oder braucht seine Erfahrungen nicht aus Angst vor Diskriminierung zu verstecken. Jenseits der übernommenen gesellschaftlichen Klischees und der Stigmatisierung können die eigenen Fähigkeiten entdeckt werden, die man im Umgang mit der psychischen Erkrankung erworben hat und erwerben musste.

Der Wunsch nach einem Kontakt zu nichtpsychiatrisierten Menschen, nach anderen Gesprächsthemen, lässt sich dadurch erklären, dass manchmal die Anregungen fehlen, sich mit krankheitsfernen Themen zu beschäftigen, oder auch der Mut, ins Kino, Theater, Café zu gehen. Die Angst aufzufallen ist meist größer als die reale Gefahr, von jemandem überhaupt (als »unnormal«) wahrgenommen zu werden (besonders in der Stadt).
Eine Freundschaftsbeziehung können Betreuer nicht bieten, aber sie können gemeinsam Veranstaltungen besuchen, die letzten Nachrichten diskutieren, die Fußballmannschaft neu aufstellen, alte Interessen erkunden und in der Bibliothek auf den neuesten Stand bringen, Erfahrungen darüber sammeln helfen, wie es ist, sich in der »normalen« Öffentlichkeit zu bewegen. Manchen gelingt es auf diesem oder auf ähnlichen Wegen, andere Menschen kennen zu lernen, andere unternehmen plötzlich »normale« Dinge mit »verrückten« Freundinnen oder werden sich des Werts ihrer selbst und ihrer Beziehungen bewusster. → **Soziale Netzwerke, S. 14, 38, 82**

Gruppenangebote

Eine strenge Alltagsorientierung verbietet im Grunde spezielle pädagogische Angebote, jedoch sollten hier meines Erachtens die Ausnahmen die Regel bestimmen.
Einige Träger bieten psychoedukative oder anderweitig themenzentrierte Gruppen an, andere vielleicht Kochkurse oder körper- bzw. kreativtherapeutische Gruppen. Regelmäßige Einzelgespräche haben häufig Beratungscharakter und einige Bewohner ziehen dies (vorerst) einer Psychotherapie vor und nutzen die schon vertraute Betreuerin für entlastende Gespräche.
Für Bewohner, die in der eigenen Wohnung zu vereinsamen drohen, können Gruppenangebote hilfreich sein, um andere Menschen zu treffen, denn die Sicherheit, sich in (kleinen) Gruppen aufzuhalten, wird oftmals durch das bekannte Gesicht der Betreuer vermittelt und durch das Wis-

sen, dass die anderen Teilnehmenden auch »Betreute« sind. Diese Gruppen müssen jedoch darüber hinaus keine pädagogische oder therapeutische Zielsetzung haben, sie dürfen auch einfach nur Freizeitaktivitäten sein, die gemeinsam mehr Spaß machen oder nur in der Gruppe auszuführen sind: Volleyball, Segeln, Skatspielen usw.

Wir müssen darauf achten, dass nicht jedes Treffen, das von Betreuern angeboten und geleitet wird, zu einer problem- oder auch ressourcenorientierten Veranstaltung wird.

Verhaltensinterpretationen sind in solchen Runden seitens der Betreuer auf das alltäglich übliche Maß zu beschränken und sind auch in späteren Betreuungssituationen nicht (unnachgefragt) zu verwenden! Die verschiedenen Betreuungsrollen sollten jedem deutlich und transparent sein – und wenn ich als Betreuer aus meiner derzeitigen »Rolle« falle, denn so viel Flexibilität kann ja auch verwirrend sein, entschuldige ich mich dafür und ernte meist freundliches Gelächter. Grobe Indiskretionen beschämen und sind Betreuungsfehler, die das Vertrauen zerstören, oft übrigens nachhaltig.

Gut laufende Freizeitgruppen bieten immer die Möglichkeit, in einen gleichberechtigten Kontakt zu kommen, die Asymmetrie zugunsten der Bewohner und Bewohnerinnen zu tauschen. Viele können besser Tischtennis oder Doppelkopf spielen als ich, beim Federball ist noch nicht ausgemacht, wer gewinnt, beim Wandern kennt eine Bewohnerin womöglich die Gegend besser als ich.

Arbeiten im Stadtteil

Neben den Angeboten innerhalb des psychiatrischen Versorgungssystems muss es das Ziel sein, psychisch kranke Menschen auch im Stadtteil zu integrieren. Nicht *in*, sondern *mit* einer Gemeinde zu arbeiten ist eine große, aber sinnvolle Herausforderung.

Dadurch, dass mittlerweile viele dezentrale Unterstützungsangebote bestehen, ist die räumliche Integration wesentlich verbessert worden. Nun bewegen sich psychiatrieerfahrene Menschen allerdings häufig von Insel zu Insel, sind »nah und doch so fern« von den »gesunden anderen«. Manche sprechen schon von einer neuen Ghettobildung. Dem kann und sollte entgegengewirkt werden, indem vorrangig allgemein genutzte öffentliche Orte aufgesucht werden oder Veranstaltungen angeboten werden, die einer breiten Öffentlichkeit offen stehen.

Doch warum sollen psychiatrieerfahrene Menschen keine Subkultur bilden dürfen, in der sie sich sicherer fühlen, aktiv werden und als Gruppe auftreten können? Warum sollte es keinen Ort geben, an dem sie ihre gemeinsamen Interessen formulieren und leben können. Letztlich kann auch dies zu einer veränderten öffentlichen Wahrnehmung führen, vor allem dann, wenn daraus ein neues, positives Identitätsgefühl entsteht oder / und eine organisierte Interessenvertretung hervorgeht.

Warnungen vor Rückschritten in die Ausgrenzung sind ernst zu nehmen: Wie viel (Sozial-)Psychiatrie benötigt jemand tatsächlich? Fördert die vereinfachte Erreichbarkeit und Inanspruchnahme professioneller Hilfen Selbstverantwortung und -bestimmung oder verlängert sie die Abhängigkeit? Vermindern diese »geschützten Inseln« das Selbstvertrauen, das notwendig ist, um im Kontakt zur »ungeschützten Normalität« zu bleiben? Diese Fragen müssen immer wieder gestellt werden. Zu schnell kann auch das politische Klima kippen: Ortsbeiräte fürchten um den Ruf ihrer Stadtteile, Vermieter um die Mietpreise – Öffentlichkeitsarbeit ist immer noch notwendig, um diesen Befürchtungen entgegenzutreten.

Selbsthilfegruppen und Betroffenenorganisationen können dabei helfen und diese benötigen Treffpunkte, um zu entstehen und sich zu entwickeln.

Die Errungenschaften sozialpsychiatrischer Angebote aber zu verurteilen, noch bevor sie überall umgesetzt und ihre Potenziale ausgeschöpft sind, hieße »das Kind mit dem Bade auszuschütten«.

Zwischen Anerkennung und Veränderung: Empowerment fördern!

Das oberste Ziel auch im betreuten Wohnen ist es, den Betreuten eine hohe selbstbestimmte Gestaltung ihres Lebensalltags zu ermöglichen – ohne sie zu überfordern. Das oberste Prinzip dabei lässt sich mit dem Stichwort »Empowerment« beschreiben. Dieser Ansatz verweist darauf, dass dauerhafte Stabilität erst durch Selbstbestimmung entstehen kann. Das bedeutet, psychisch kranke Menschen dabei zu begleiten, zu (relativ) selbstständigen Personen zu werden, die eigene Handlungswünsche umsetzen und sich im sozialen Raum möglichst souverän verhalten können. Auf der alltagspraktischen Ebene bedeutet dies wiederum, täglich Motivationsarbeit zu leisten.

BEISPIEL → Frau O. wohnt in einer betreuten Wohngemeinschaft mit drei weiteren Personen. Sie steht meistens nicht vor 11 Uhr auf, isst etwas und geht wieder in ihr Zimmer – ohne den Tisch abzuräumen. Die unaufgeräumte Küche führt regelmäßig zu Konflikten mit den drei anderen Bewohnern. Auch den Nachmittag verbringt Frau O. eher träge. Nicht einmal bei gutem Wetter sitzt sie im Garten, meist hört sie Musik mit dem Walkman, träumt vor sich hin und schläft. Eine Beschäftigung lehnt sie ab. Die regelmäßigen und verbindlichen WG-Besprechungen sitzt sie eher ab.

Von den Betreuerinnen wird sie auf eine Tagesstätte aufmerksam gemacht und auch dorthin begleitet. Einige Menschen dort interessieren sie und sie geht ein paarmal unbegleitet hin, dann jedoch stellt sie auch dies ganz plötzlich wieder ein. Sowohl für das eigene Leben von Frau O. als auch für das Zusammenleben mit anderen ist diese Passivität extrem hinderlich. Das Team überlegt, wie sie zu Veränderungen bewegt werden könnte.

Solche Fälle treten im betreuten Wohnen immer wieder auf. Wichtig ist nun, für die Klientin eine »empowernde« Perspektive zu eröffnen und sie nach und nach zu konkreten Schritten zu motivieren.

Empowerment

Eine Erklärung für ein inaktives Verhalten liefert das Konzept der »erlernten Hilflosigkeit« von M. Seligman (1979). Ausgangspunkt ist das schmerzliche Erleben eines Verlustes von Umweltkontrolle. Sich wiederholende und tief verinnerlichte Erfahrungen dieser Nichtkontrollierbarkeit werden zu universalen, stabilen Erklärungs- und Verhaltensmustern. Diese Erklärungsmuster aber programmieren für die Zukunft eine generalisierte Negativerwartung im Hinblick auf das eigene Kontrollvermögen und produzieren so die belastende und resignative Haltung der erlernten Hilflosigkeit, eine scheinbare Motivations- und Handlungsunfähigkeit.
Diesem Konzept setzte Seligman in seinen Arbeiten zur »positiven Psychologie« den »erlernten Optimismus« gegenüber: Optimismus ist ein Prozess des Lernens und des Gebrauchs von Problemlösungsfertigkeiten sowie des Erwerbs von wahrgenommener oder faktischer Kontrolle. Der Ansatz unterstellt, dass die Teilhabe an Aktivitäten und Organisationen im kommunalen Umfeld ein gangbarer Weg ist, um das Repertoire an Fertigkeiten zur Problemlösung zu erweitern und individuell zu »empowern«, also die Personen »erstarken« zu lassen. Empowerment entwickelt sich in dem Maße im Leben der Menschen, in dem sie Selbstbestimmung und Kontrolle gewinnen und Fertigkeiten zur Einflussnahme auf Lebensereignisse kompetent einzusetzen lernen.
Empowerment ist also auch die Einladung an alle psychiatrisch Tätigen, den Bezugsrahmen ihres Denkens und Handelns zu wechseln, eine Einladung zum Perspektivenwechsel. Zu oft halten wir uns in der täglichen Arbeit des betreuten Wohnens mit den Defiziten auf, zu wenig sind wir ressourcenorientiert.

Der Blick (ausschließlich) auf die Schwächen und Abhängigkeiten muss überwunden werden. An seine Stelle tritt ein neuer Blick auf die Stärken und Eigenressourcen der Bewohnerinnen. Dazu gehört ein verändertes, optimistisches Menschenbild, das die Wahrnehmung der Lebenswirklichkeiten und die Entwürfe einer sensiblen, alltagsorientierten Unterstützungspraxis durch die psychosoziale Arbeit anleitet.

Die Bewohnerinnen und Bewohner sind Konstrukteure eines gelingenden Alltags mit ihrer je eigenen Biografie. Dass in jeder Lebensgeschichte (auch) positive Erfahrungen gemacht wurden, kann vorausgesetzt werden, an diese sollte in der Arbeit angeknüpft werden.

⟵ **Biografiearbeit**

Das »Modell der Menschenstärken« (Herriger 2002) ist getragen von dem festen Glauben an die Fähigkeiten des Individuums, in eigener Kraft ein Mehr an Autonomie, Selbstverwirklichung und Lebenssouveränität zu gewinnen. Dazu gehört seitens der Betreuer:

1. das Vertrauen in die Fähigkeiten jedes Einzelnen zu Selbstgestaltung und zum gelingenden Lebensmanagement;
2. die Akzeptanz von Eigen-Sinn und der Respekt auch vor unkonventionellen Lebensentwürfen (psychische Störungen können auch als Lebensstil gesehen werden), das heißt, ein Sich-Einlassen auf die konflikthaften Lebens- und Selbstinterpretationen der Betreuten, der Verzicht auf eine Attitüde des Besserwissens und das Zurückstellen vorschneller, pädagogischer Ansprüche auf Besserung und Resozialisierung;
3. das Respektieren der eigenen Wege und der eigenen Zeit der Klienten sowie der Verzicht auf eng gefasste Zeithorizonte, d.h. Akzeptanz der Zeitrhythmen, in denen die Betreuten die Wiederaneignung von Autonomie und Selbstbestimmung betreiben;
4. der Verzicht auf entmündigende Expertenurteile über die Definition von Lebensproblemen, Problemlösungen und der jeweiligen wünschenswerten Lebenszukunft.

Drei Elemente können in der Arbeit mit diesen Menschen Orientierung geben:

Unterstützung: Die Vermittlung der Erfahrung von der Veränderbarkeit und Gestaltbarkeit der eigenen Lebensumstände; das Angebot einer hilfreichen Unterstützung, in der in machbaren kleinen Schritten die Wege zur Erreichung von wünschenswerten Lebenszielen aufgezeigt werden.

Kompetenzdialog: Arbeit an der Biografie; in den lebensgeschichtlich zurückliegenden Situationen und Erfahrungen sollten Zeiten des Lebensgelingens thematisiert, verschüttetes positives Selbstwerterleben ausgegraben und daraus Perspektiven einer »wünschenswerten« Lebenszukunft abgeleitet werden.

Netzwerkarbeit: Die Inszenierung von solidarischen Vernetzungen, die dem Einzelnen einen Auszug aus der Einsamkeit möglich machen, ihm die Erfahrung von sozialem Eingebundensein und kollektiver Handlungsfähigkeit vermitteln und ein neues Vertrauen in die »Stärke des Plurals« geben.

BEISPIEL → Die Betreuer schlagen Frau O. nach dem Tagesstättenabbruch regelmäßige Treffen in einer Eisdiele vor. Anfangs wird sie aus der Wohngemeinschaft abgeholt, später kommt sie selbstständig zum verabredeten Ort, vielleicht auch deshalb, weil sich hier neue Gesprächsthemen ergeben. *(Unterstützung)* Vom Leiden an der letzten Liebesbeziehung und von der erfolgten Stigmatisierung als psychisch Kranke ausgehend, drehen sich die Gespräche nun allgemeiner um kulturelle und politische Themen. Sie ist in diesen Bereichen kompetent und kann anregend über ihre früheren Erfahrungen aus dem Studium und von politischen Aktivitäten berichten. *(Kompetenzdialog)* Die Betreuer machen Frau O. auf eine Kulturwerkstatt aufmerksam, die gerade eine Aktion zum Thema »Ausgrenzung« vorbereitet. Ein Betreuer nimmt daran ebenfalls teil, sodass die Anfangsschwierigkeiten leichter bewältigt werden können. Frau O. engagiert sich dort in der nun folgenden Zeit begeistert. *(Netzwerkarbeit)*

MERKE → **Lebensbedingungen und zwischenmenschliche Interaktionen so zu gestalten, dass sie helfen, psychosoziales Leid zu mildern und auch psychisch er-**

krankten Menschen gesellschaftliche Gestaltungsmacht und Selbstbestimmungsrechte zugestehen, ist Ziel des betreuten Wohnens.

Die Schwierigkeiten, die in der Betreuungsarbeit auftreten und Empowerment-Strategien behindern können, lauern allerdings leider in allen Ecken. In der Alltags- und Institutionsroutine werden Arbeitserfahrungen zu standardisierten Interpretationen und Handlungsabläufen. Ein eher depressiver Mensch wird plötzlich lebendiger: Wächst sich das jetzt zu einer manischen Phase aus? Sollten die Medikamente geändert werden? Er möchte unbedingt ins Kino und anschließend in die Disco, nicht zur Psychiaterin. Eine Begleitung dorthin passt nun aber leider nicht in den Wochenplan, vielleicht will im nächsten Monat mal eine größere Gruppe ins Kino gehen?! Es zeigt sich: Neue Wege und Ansätze passen oft nicht in den Zeitplan.

Dann wiederum wurden große Energien verwendet, um für jemanden einen Arbeitsplatz zu finden, der Betreute überwindet auch die anfänglichen Probleme, die Kooperation ist zwar zeitaufwändig, aber erfolgreich, ein Reha-Antrag ist gestellt, doch dann bricht der Betreute plötzlich die Arbeit ab. Wie soll das Verhalten interpretiert und dargestellt werden? »Bestimmt werden uns alle für inkompetent halten, wieder haben wir ein Betreuungsziel nicht erreicht.«

Betreuer erleben dies häufig als belastend, sie müssen mit Gefühlen von Ohnmacht, Nicht-Gelingen und scheinbar unzureichender beruflicher Kompetenz umzugehen lernen.

Andere Schwierigkeiten betreffen die Herstellung und Erhaltung einer auf dialogischer Verständigungsarbeit basierenden Betreuungsbeziehung.

Manche Betreuer benutzen im Kontakt mit Psychiatern deren medizinische Fachsprache. Für die Bewohner ist dieses Expertenwissen meist unzugänglich: Sie sind aus der Diskussion, die sie selbst betrifft, ausgeschlossen. Besser ist es selbstverständlich, den Dolmetscher zu spielen, und noch besser, den Arzt darauf hinzuweisen, wer sein Hauptansprechpartner ist. Manchmal möchten allerdings auch Betreuer Experten sein, als Professionelle ernst genommen werden und nicht in den bemitleidenswerten Status von »entfernten Angehörigen« kommen. Diese Probleme sollten aber zu anderen Zeiten angesprochen werden.

Es schleichen sich oft noch andere »Techniken der Grenzziehung« ein und stellen eine Distanz zwischen den Lebensweisen und Überzeugungen der Helfenden und denen der Bewohner her: Über die Ausgaben beim Ausflug bestimmen die Betreuer – ein Museumsbesuch ist dann wertvoller als ein zweites Stück Kuchen. Diese und ähnliche Reaktionen sind nicht selten, wer ist schon davor gefeit? Auch eine allzu formale Handhabung der Gesprächsführung hält Menschen auf Abstand: »Ich fasse jetzt mal zusammen ...«, »Aha, interessant, Sie glauben, dass Sie verfolgt würden ...« etc.

Ein anderes Mal muss die eigene Identität von den durch die Betreuten präsentierten Bildern der Unterlegenheit und Schwäche abgegrenzt werden, gleichzeitig können Überlegenheitsgefühle mobilisiert werden. Plötzlich verhalten sich Betreuer so, als ob ihre Beziehungen immer frei von Ambivalenzen seien, sie auch schwierigste Entscheidungen immer rational durchdächten und sie sich nur selten täuschten, ihre Rechnungen immer pünktlich bezahlen würden ... Auf die schüchterne Frage: »Wie machst du das denn?«, wird lieber zurückgefragt: »Wieso interessiert dich das (gerade) jetzt?« Lässt das Gegenüber aber so gar nicht locker, kann durchaus der Ausspruch folgen: »Es geht hier um dich!« Wenn eine Betreuerin sich diese Dinge sagen hört, sollte sie lieber zweimal überprüfen, ob es wirklich gerade um den Bewohner geht.

Häufig wird die Ermutigung zu Selbstbestimmung und Autonomie von den Bewohnern nicht als positiv erfahren, sondern auch als Belastung, Bedrohung und Zumutung abgewehrt.

Die Bewohner sind institutionenerfahren und haben gelernt zu glauben, dass die Professionellen wissen, wie ihre Probleme zu lösen sind: »Wieso, du musst doch wissen, was zu tun ist!« Das ist eine häufige Reaktion. Oder auch: »Nein, nein, mach du das mal, du kannst das besser.« Empowerment enttäuscht diese Erwartungen, es produziert Verunsicherungen und ent-

sprechende Abwehrhaltungen, wird als Zumutung und Hilfeverweigerung erlebt.
Nehmen die Betreuer die Verantwortung der Bewohner für ihre Lebensgestaltung und Lebensveränderung ernst, bedeutet dies natürlich auch, ihnen das Recht auf Fehler zuzugestehen. Dem Eigen-Sinn und der Selbstbestimmung sind aber dort deutliche Grenzen gesetzt, wo die Integrität der eigenen und anderer Personen gefährdet ist. Überall dort, wo Selbst- oder Fremdgefährdung im Spiel ist, endet die Empowerment-Praxis und mündet in die Notwendigkeit, Grenzen zu setzen, Übergriffe abzuwehren und Schutzräume zu öffnen. → Salutogenese, Seite 31f.

Motivation

Oft handelt es sich bei den Nutzern des betreuten Wohnens um Menschen, die einfach nur aus der Klinik herauswollen oder müssen. Manche von ihnen sind auch fest davon überzeugt, dass sie keine Probleme mit dem Alltag hätten, wenn es nicht andere Menschen gäbe (Ärztinnen, Familienangehörige, Nachbarn, Behördenvertreterinnen, unsichtbare Mächte o.Ä.), die ihnen das Leben erschwerten. Oder es geht um Personen, die glauben, sie seien sowieso auf der ganzen Linie unfähig, selbstständig etwas zu leisten. Eigene Gestaltungsmöglichkeiten können so selten gesehen und kaum genutzt werden, die Verantwortung für ein selbstbestimmtes Leben wird weitenteils abgegeben.
Die Motivation, die durch den Alltag notwendigen oder auch die selbstgesetzten Ziele zu erreichen, fehlt. Auch im »Empowerment-Konzept« wird eine konkrete Mitwirkungsbereitschaft vorausgesetzt.
Die Realität lehrt leider etwas anderes, so mancher einvernehmlich beschlossene Lösungsweg (zum Beispiel Besuch einer Tagesstätte beim Problem einer unbefriedigenden Tagesstruktur) wird zwar ein- oder zweimal beschritten, dann aber aufgegeben. Der Betreute ist nicht motiviert – warum eigentlich nicht? Und: Wie lässt sich motivieren?

Der Mensch handelt nicht ohne Grund und er unterlässt auch eine Handlung nicht ohne Grund. Dabei müssen ihm die Gründe seines Verhaltens keineswegs bewusst sein, häufig sind sie es nicht. Die Kenntnis der Gründe ermöglicht es aber erst, Menschen zum Handeln oder Nichthandeln zu bewegen, das heißt: zu motivieren. Für die Handlungsweise eines Menschen sind existenzielle und soziale Bedürfnisse, emotionale und rationale Gründe, seine Werte und Normen, Gewohnheiten und Vorurteile sowie Hoffnungen und Wünsche ausschlaggebend.
Aus dem breiten Spektrum individueller Gründe für Handlungen eignen sich bestimmte Gründe zur Motivation besonders, zum Beispiel Hoffnungen, Ideale oder Bedürfnisse, während andere Gründe wie Gewohnheiten, Vorurteile oder Ängste das Gegenteil bewirken und zur Demotivation führen. Eine Grundregel der Motivationstechnik lautet daher: »Durch Erzeugen von Angst, Wecken von Schuldgefühlen oder Beschämen ist Motivation ebenso wenig möglich wie gegen den Widerstand von Vorurteilen, festgefahrenen Gewohnheiten und so genannten Glaubenssätzen.«
So sind beispielsweise Aussagen wie diese kaum geeignet zu motivieren: »Wenn Sie nicht in die Tagesstätte gehen, lernen Sie nie jemanden kennen.« Oder: »Wenn Sie es nicht schaffen, sich von Ihren trüben Gedanken abzulenken, ist eine Klinikeinweisung vorprogrammiert.«
Bestimmte Grundhaltungen, Pseudoargumente und manche Lebensweisheiten sind ebenfalls häufige Motivationshindernisse: »Mit mir wird es sowieso nie besser«, »Mit psychisch Kranken kann man nur über Krankheiten sprechen« oder »Den frühen Vogel fängt am Abend die Katze«.
Am Anfang jeder Bemühung, Menschen zu motivieren, müssen vier Grundüberlegungen stehen:

1. Ist der Mensch überhaupt *motivierbar*, kann er mir zuhören?

2. Wie wichtig ist das *Ziel* der Motivation? Ist es eindeutig, erkennbar und realistisch?

3. Wo liegen die größten *Widerstände*?

4. Bin ich selbst *als Betreuer* genügend motiviert?

Motivation ist eine dialektische Aufgabe. Es gilt, aus zunächst unterschiedlichen oder gar gegensätzlichen Positionen zu gemeinsamen Zielformulierungen zu kommen.

Dialektik ist auch eine Kunst der Gesprächsführung und lehrt, wie andere überzeugt werden können. Motivation darf jedoch nicht mit Manipulation verwechselt werden. Bei der Manipulation werden unerlaubte Techniken, zweifelhafte Kunstgriffe oder Intrigen als Instrument der Beeinflussung eingesetzt – das entspricht natürlich nicht dem Empowerment. Dennoch sollte man ehrlich sein: Das Mittel der »Erpressung« zählt durchaus zu den Betreuungsmethoden:

BEISPIEL → Ein Bewohner widersetzte sich phasenweise der verordneten Medikation. Da in seinen Krankenakten die Gefahr sexueller Übergriffe gegenüber Kindern thematisiert war und weder die betreuende Einrichtung noch sein behandelnder Psychiater noch sein Rechtsbetreuer dieses Risiko zu tragen bereit waren, hätte er in diesen Zeiten zwangseingewiesen werden müssen. Er war nur dann dazu bereit, die Depotspritze zu akzeptieren, wenn die Einrichtung sie zur Bedingung für die Geldausgabe machte. Diese »Methode« erschien allerdings weniger gewalttätig als die Klinikeinweisung. Der Konflikt wurde immer wieder mit ihm besprochen – er beteuerte jedes Mal, er würde Kindern »nichts antun«, er habe sie doch gern, allerdings widersetzte er sich der Erpressung auch nicht. So blieben die Betreuenden oft in der Unsicherheit, dem Bewohner unrecht zu tun, und konnten doch nie zu einer anderen Entscheidung kommen.

In der Regel müssen die Betreuer glücklicherweise nicht auf eine solch zweifelhafte und entsprechend mit Zweifeln behaftete Vorgehensweise zurückgreifen. Wenn die Betreuung in Sackgassen steckt, können andere Ursachen in Betracht gezogen werden, dadurch bieten sich auch neue Auswege an: Motivationserfolge hängen deutlich von dem Motivationsgrad des Therapeuten bzw. Betreuers ab, als Vorbild stellt er einen Motivationsfaktor (und Demotivationsfaktor!) ersten Ranges dar.

BEISPIEL → Frau B. verbringt die Tage meist frustriert und gelangweilt zu Hause. Bemühungen, sie zu Aktivitäten zu bewegen, scheitern meist, oder sie läuft bedrückt neben der Betreuerin her, wenn sie sich doch einmal entschlossen hat, an einem Ausflug teilzunehmen. Sie sagt, dass sie, so wie sie aussehe, nicht in die Öffentlichkeit gehen könne. Frau B. würde sich gern schick und etwas außergewöhnlich kleiden, sie verfügt jedoch nur über geringe finanzielle Mittel.

Den Vorschlag, in Second-Hand-Läden einzukaufen, nimmt sie interessiert auf. Sie geht gemeinsam mit der Betreuerin auf die Suche nach günstiger Kleidung. Die Betreuerin kennt sich nicht besonders gut aus, sie mag den manchmal muffigen Geruch in diesen Läden nicht und sagt das auch. Frau B. wühlt immer lustloser in den Regalen herum und bricht die Sache mit der Bemerkung ab, sie fände nichts, hier gäbe es ja wirklich nur Müll.

Eine andere Betreuerin hört von dem »niederschmetternden« Ergebnis und kann sich das überhaupt nicht erklären, es gäbe doch so tolle Läden, sie selbst habe erst kürzlich dieses tolle T-Shirt ...

Nach einigem Zögern lässt sich Frau B. darauf ein, es mit der Betreuerin, »die so viele Geschäfte kennt«, noch einmal zu versuchen – sie kommt mit einer »guten Ausbeute« zurück, ist ganz begeistert und fest entschlossen, am nächsten Sonntag auf den Flohmarkt zu gehen, von dem ihr die Betreuerin erzählt hat.

MERKE → **Ein Motivationserfolg ist eng gekoppelt an die eigene Einstellung zu Ratschlägen und Empfehlungen. Was mir nicht notwendig erscheint, keinen Spaß macht oder wenn ich selbst noch nicht erlebt habe, dass jemandem etwas Bestimmtes gut tut, dann kann ich es auch niemand anderem vermitteln.**

Welche Beziehung erhält und fördert Selbstständigkeit?

Im Zentrum des betreuerischen Handelns steht der Mensch als Ganzes in seinen sozialen Lebenszusammenhängen. Veränderungen bzw. Verbesserungen können sowohl durch individuelle Einstellungsänderungen als auch durch Veränderungen in der Lebenswelt, der Lebensumstände, hervorgerufen werden. Inneres und Äußeres treffen sich in jedem Fall in der zwischenmenschlichen Interaktion.

Die Grundlage für gemeinsam verhandelbare Problemdefinitionen, für die Zielfindung und Motivation, für praktische Unterstützung und Begleitung oder für eine Weiterentwicklung in alltagspraktischen Bereichen ist eine gute Betreuungsbeziehung. Und der Weg zum anderen führt immer über die eigene Person.

Betreuung in privaten Räumen

Benötigt jemand Hilfen bei konkreten Alltagsaufgaben, so kauft er sich diese gewöhnlich ein (Haushaltshilfe, Wäscherei, Gartenarbeit etc.) oder organisiert sich eine andere Unterstützung, jedes Mal meistens nach dem Prinzip: Leistung – Gegenleistung. Das gilt oft auch für viele freundschaftliche Beziehungen, wenn etwa der eine sein Auto für eine Fahrt zur Verfügung stellt und der andere dafür das Eintrittsgeld der Veranstaltung bezahlt. Gehandelt wird innerhalb einer symmetrischen Beziehung.

Diese Formen der Unterstützung nutzen zu können ist eines der Ziele des betreuten Wohnens. Viele der von uns betreuten Menschen sind im Alltag aber umfassend verunsichert und unsere Hilfen sollen diese lebensgeschichtlich, durch lange Institutionsaufenthalte und die aktuell krankheitsbedingten Verunsicherungen mildern.

Professionelle zwischenmenschliche Interaktionen (»Hilfe«) finden meistens in einem institutionellen Rahmen statt, der räumlich erfahrbar und zeitlich begrenzt ist. Das beinhaltet die so genannte Komm-Struktur. Das betreute Wohnen ist allerdings eine aufsuchende Dienstleistung, Betreuung findet größtenteils in den Privaträumen der Nutzer statt, ein institutioneller Rahmen ist zumeist nicht sichtbar.

Anders als zum Beispiel in den üblichen therapeutischen oder beratenden Settings, in welchem ohne die Akzeptanz eines bestimmten (außerhäuslichen) Rahmens die Therapie oder Beratung gar nicht zustande kommen kann, liegt die Entscheidung, wo jemand wohnen möchte, ganz allein bei den Nutzerinnen und Nutzern des betreuten Wohnens selbst. Die Betreuer sind alltagsbegleitend und beratend tätig, betreut wird in jedem Fall, also ganz gleich, ob eine vorgeschlagene Wohnform akzeptiert oder eine andere gewählt wird. Diese Privatheit ist in jedem Fall zu achten.

Ist ein Betreuungsvertrag für das betreute Wohnen abgeschlossen, willigen die Bewohner darin ein, dass einmal oder mehrmals pro Woche »Besuch« von den Betreuenden kommt und diese nachfragen, was es zu tun oder zu besprechen gibt. Im Betreuungssetting sind ausschließlich die einzelnen Termine zeitlich festgelegt und begrenzt, alles andere ist offen. Die Gesamtdauer der Betreuung kann, muss aber nicht im Voraus vertraglich geregelt sein. Die meist einmal pro Jahr stattfindende Begutachtung setzt hier einen sehr weichen, flexiblen Rahmen.

Die Bewohnerinnen und Bewohner haben Hausrecht und jederzeit die Möglichkeit, die Hilfe abzuweisen, sie können Betreuer vor der Tür stehen lassen. → **Verschlossene Türen, Seite 108 f.**

Die meisten Bewohner jedoch freuen sich auf die Betreuungstermine, die Betreuerinnen ersetzen für sie vielleicht sogar Angehörige oder Freunde, die professionelle Seite wird dann manchmal geradezu ausgeblendet. Durch den privaten Rahmen kann die Betreuung sowohl als Einmischung in private Angelegenheiten als auch als purer »Freundschaftsdienst« falsch gedeutet werden. Dieser »Gefahren« sollten sich Betreuende bewusst bleiben. Beide Positionen beinhalten in letzter Konsequenz die Aufkündigung des Arbeitsbündnisses, und es ist Aufgabe der Betreuung, dem entgegenzuwirken.

Die Reflexion des Geschehens erzeugt die professionelle Distanz. Meist trägt zur Lösung dieses Problems eine freundliche Klarstellung bei, keinesfalls eine »technische«, emotional distanzierte Umgehensweise. Immerhin bewegen wir uns in Privaträumen, dem entspricht eine respektvolle, auch das Persönliche einbeziehende Haltung. Persönliches lässt sich aus derart lang andauernden Beziehungen, wie sie im betreuten Wohnen angelegt sind, ohnehin nicht gänzlich heraushalten. Eine zugewandte Grenzziehung, die das gegebenenfalls einschränkende Handeln erklärt und gleichzeitig Verständnis und weiteres Verstehenwollen signalisiert, ist angemessener als »kühle«, vermeintliche Professionalität.

Die Betreuungsarbeit bewegt sich zwischen Haltgebung und Kontrolle. Beide Pole können sowohl der Selbstbestimmung und Unterstützung der Betreuten dienen als auch zu Fremdbestimmung und Abhängigkeit führen.

In dem Spannungsfeld von Nähe und Distanz, das schon durch die Arbeit in privaten Räumen und der zunächst einmal asymmetrischen Beziehungskonstellation erzeugt wird, können Betreuer verschiedene Positionen und Haltungen einnehmen. Diese leiten sich von Grundeinstellungen der Arbeit gegenüber ab, deshalb ist es hilfreich, sich über die eigenen beruflichen Motive klar zu werden:

- Bin ich eher an Therapie und Behandlung interessiert oder möchte ich in erster Linie Begleiter sein?
- Motiviert mich das Erstarken der Betreuten als Personen (»Empowerment«) oder verunsichert es mich?

Von diesen »Grundüberlegungen« lassen sich Arbeitshaltungen ableiten, die jeweils Vor- und Nachteile beinhalten. Die Neigung zur »Grundtendenz« wird sich immer wieder bemerkbar machen. Im Team unter den Kollegen finden sich häufig ergänzende Motivationen und Qualitäten. Aber auch persönlich wird man im Laufe der Arbeit mit zunehmender Sicherheit auch flexibler.

Verschiedene Weisen, hilfreich zu sein

In der ambulanten Betreuung ist die Arbeitsteilung wenig ausgeprägt, die Betreuerinnen sind in umfangreicher Weise gefragt. Jede der acht hier aufgeführten Arbeitsweisen kann hilfreich und zu bestimmten Zeiten nötig sein:

Treatment-Style:

Diagnostizieren: meint hier ausschließlich die formale Einordnung von Symptomen und Verhaltensauffälligkeiten zu Krankheitsbildern; die Identifizierung von Funktionsstörungen.

Kritisch beobachten: soll heißen, die Aufmerksamkeit auf mögliche Fähigkeiten und Einschränkungen zu richten, sie wahrzunehmen.

Coaching-Style:

Konfrontieren: bedeutet, die eigenen Wahrnehmungen und Gedanken zurückzumelden.

Motivieren: heißt, »anzufeuern«, zu belohnen, persönlichen Gewinn zu verdeutlichen, auf kurzfristige Ziele und langfristiges Ziel des Arbeitsbündnisses hinzuweisen (eher personenbezogen).

Stimulieren: kann bedeuten, Gelegenheiten und Anreize zu schaffen (eher umweltbezogen).

Caring-Style:

Helfen: ist Mithilfe.

Sorgen: meint, fürsorglich zu sein.

Beschützen: beinhaltet, mögliche Hindernisse aus dem Weg zu räumen.

ABBILDUNG 4 Kompetenzentwicklung
Aus: Competence Development in Interpersonal Skills for Social Psychiatric Nursing, Universität Breda

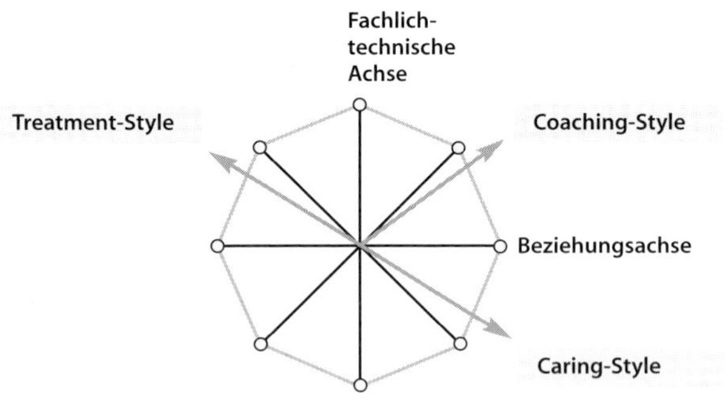

Die möglichen Hilfeformen sind in ein Koordinatenkreuz eingeordnet, dessen y-Achse ein fachliches / technisches Wissen und Vorgehen bezeichnet und dessen x-Achse die zwischenmenschliche Begegnung ausdrückt. Sehr viel Wert auf Begleitung zu legen und weniger auf fachlich-technische Überlegungen entspricht dem *Caring*, dem fürsorglichen Arbeitsstil; Rehabilitationsplanung und Zielorientierung zu betonen dem *Treatment*, dem Behandlungsstil; *Coaching*, mit »Beratung« oder »Training« übersetzbar, versucht den Mittelweg zu gehen.

Behandlungsstil: Der so genannte Behandlungsstil führt in der Regel zur Entlastung der Klientinnen und Klienten. Die Krankheit gilt nicht als selbst »verschuldet«. Die einzelne Probleme werden eingekreist und können bearbeitet werden. Eigenverantwortlichkeit wird betont. Die Erfolge dieses Arbeitsstils lassen sich manchmal allerdings nur schwer in den Alltag integrieren. Dieser Stil kann auch sehr pessimistisch machen und begrenzend sein, wenn zum Beispiel prognostiziert wird, dass jemand mit dieser Krankheit nun sein ganzes Leben einrichten und die fachlichen Anordnungen unbedingt befolgen muss, wenn weitere Krisen verhindert werden sollen.

Fähigkeiten: Problemzentrierung, gute diagnostische Kenntnisse, »fördernd«, ermöglicht Klienten, die Krankheit als zu bewältigende Herausforderung zu sehen.

Schwächen: missachtet häufig Klientenerklärung, ist öfter ein schlechter Zuhörer, hält emotionale Distanz, die Beziehung ist asymmetrisch zugunsten des Behandlers.

Trainings- oder Beratungsstil: Dieser Arbeitsstil fordert Klienten, belässt ihnen aber gleichzeitig viel Selbsbestimmung. Manchmal überfordert er die Klienten, die Grenzen werden dann leicht in der fehlenden Motivation und in mangelnder Verantwortungsübernahme gesehen, nicht im Betreuungsstil.

Fähigkeiten: stellt Kontakt her und fördert die Beziehungsentwicklung, ist gegenwartsorientiert, »zuhörend«, vermittelt Hoffnung, stimuliert, leitet.

Schwächen: gibt vorzeitig Ratschläge oder Anweisungen, ist zu schnell, auch bei der Erwartung von Fortschritten, und überoptimistisch.

Fürsorglicher Stil: Beim fürsorglichen Arbeitsstil werden scheinbar »Wünsche« erfüllt und vergangene Lebensenttäuschungen noch mal mitgelitten. Dieser sicher verständnisvolle, aber hierarchisierende Stil kann »abhängig« machen, er kann jedoch auch Halt geben und jenen Boden bereiten, auf dem »Empowerment« erst gedeihen kann.

Fähigkeiten: gibt Vorsorge und Schutz, ist gegenwartsorientiert, zuhörend, sich sorgend.

Schwächen: es mangelt an Struktur, Unbestimmtheit und Ungewissheit prägen die Zukunftsaussichten, überbeschützend, das Machtverhältnis ist asymmetrisch.

Anzumerken ist, dass emotionale Nähe zu Bewohnerinnen und Bewohnern nicht per se unprofessionell ist, sondern Halt gebend sein kann. Der Arbeitsauftrag und die Machtstruktur dürfen darüber allerdings nicht vergessen werden.

Es gibt nicht *den* guten Betreuungsstil. Das Ziel muss vielmehr sein, die Arbeitsweisen den verschiedenen Betreuungssituationen und den Bedürfnissen der Betreuten, im Sinne einer Entwicklungsförderung, anzupassen. Niemand jedoch, insbesondere nicht zu Beginn der Arbeit, ist so flexibel, dass er alle seine Eigenheiten und Neigungen aufgeben kann – diese machen unsere Persönlichkeit erst aus. Bestenfalls gelingt es uns, uns selbst weiterzuentwickeln, über den Tellerrand zu schauen, unsere persönlichen Stärken und Einschränkungen zu reflektieren.

Geschlechtsspezifische Ergänzungen

In der Arbeit im betreuten Wohnen wird häufig übersehen, dass die Auswirkungen der sozialen Rollen, die über die Betreuungs- und Bewohnerrolle hinausgehen, einbezogen werden müssen. Soziale Kategorien und auch Hierarchien, in denen wir als Personen verortet sind, haben Bedeutung: die ethnische und kulturelle Herkunft, die soziale Schicht mit ihren

»Regeln«, aus der wir jeweils stammen, und besonders das Geschlecht, dem wir angehören.

Eine geschlechtersensible Betreuung sollte einbeziehen, dass:

- Männer wie Frauen in unserer westlichen Kultur eher gewöhnt sind, über ihre Befindlichkeiten mit Frauen zu sprechen;
- beide Geschlechter bestimmte Themen und Lebensbereiche lieber und/oder anders mit gleichgeschlechtlichen Betreuerinnen bzw. Betreuern bearbeiten:
  - alles, was die Körperlichkeit betrifft (von der Körperpflege bis zur Sexualität),
  - (sexuelle) Gewalterfahrungen,
  - Sexualität und Liebesbeziehungen,
  - Fragen rund ums Thema Elternschaft.

Frauen neigen tendenziell dazu, sich selbst für ein Misslingen und für Erkrankungen verantwortlich zu machen, und reagieren nicht selten mit Schuldgefühlen und Selbstabwertung. Männer suchen die Ursachen für berufliche Schwierigkeiten, für soziale und psychische Störungen eher in den Einflüssen der Umgebung, in schlechten gesellschaftlichen Bedingungen oder in organischen Erkrankungen. »Die sozialisationsbedingten Bewältigungsformen von Lebenssituationen und Konflikten münden in geschlechtsspezifischen Ausdrucksstilen. Der männliche Stil ist überwiegend ausagierend, nach außen gerichtet und konfliktorientiert, während der weibliche Stil auf Grund des hohen Grades an sozialer Anpassung, Unterordnung und Verantwortlichkeit mehr nach innen gerichtet ist.« (Krause-Girth/Oppenheimer 2004, S. 119f.) Diese »Diagnose« ist sowohl für die Bewohnerinnen und Bewohner als auch für die sie Betreuenden zu berücksichtigen!

Die Bewohnerinnen und Bewohner verfügen häufig über gravierende, geschlechtsrollentypische Sozialisations- und Lebenserfahrungen, die ein bestimmtes Leiden mitbedingen und stabilisieren, oder mussten den Geschlechtsrollen massiv widersprechende Erfahrungen machen, die eine

Entwicklung der Geschlechtsidentität und/oder die sexuelle Orientierung erschwerten. Die Einbeziehung der Geschlechterspezifik in die betreuerische Reflexion und entsprechende räumliche wie personelle Angebote sind deshalb unerlässlich.

BEISPIEL → Frau T. wurde einige Zeit von einem Mann einzelbetreut. Da eine psychische Stabilisierung nicht eintrat, häufig waren Klinikaufenthalte notwendig, und weil der Betreuer die Beziehung als eine stark sexualisierte wahrnahm, empfahl er eine Weiterbetreuung in einer Frauen-WG ausschließlich mit Betreuerinnen. Die Klinikaufenthalte und Krisen ließen sich in der Folgezeit tatsächlich deutlich reduzieren. Auch wurden intensive Gespräche möglich über die vom Vater erotisierte Beziehung und über die Enttäuschung darüber, dass der Vater den Kontakt seit der Erkrankung von Frau T. abgebrochen hatte – und inzwischen eine Frau in ihrem Alter geheiratet hatte. Auch die Sexualität in ihren heutigen Liebesbeziehungen wurde in diesem Rahmen zum Thema.

Das Verhältnis zum rechtlichen Betreuer blieb weiterhin möglich, auch wenn von Zeit zu Zeit Irritationen seitens der Bewohnerin zur Sprache kamen, ob er nicht zu sehr oder dann wieder zu wenig väterlich sei, womöglich seien es sexuelle Interessen, die ihn motivierten, so unterstellte Frau T. immer mal wieder. Aber dieser Kontakt blieb für sie relativ problemlos. Möglicherweise, weil er nie in den Privaträumen stattfand.

MERKE → **Wenn es in der betreuerischen Arbeit nicht weiterzugehen scheint, dann kann das an einer hinderlichen geschlechtsspezifischen Konstellation liegen. Individuelle Unterstützung im betreuten Wohnen muss die geschlechtsspezifisch unterschiedliche Lebensrealität einbeziehen.**

Von der Begleitung zur Begegnung

Die Entwicklung von dauerhaften Betreuungsbeziehungen lässt sich plakativ charakterisieren mit dem Slogan: »Von der Begleitung zur Begegnung«. »Steht der Begleiter und Betreuer als ›Hilfs-Ich‹ zunächst überwiegend schützend neben und hinter dem Betreuten«, schreibt U. Blanke 1996, »so wird er zunehmend zum Gegenüber, dem man begegnet und von dem entwicklungsfördernde Impulse ausgehen. Ein solcher Entwicklungsprozess der Betreuungsbeziehung verläuft nicht linear.«

Das Kennenlernen

Die Entwicklung einer vertrauensvollen Beziehung beginnt mit dem Kennenlernen: Zuerst einmal stellt man sich vor, erfragt Hilfebedarfe, begleitet, etwa zum Einwohnermeldeamt, erzählt, was ggf. in der Übergabe besprochen wurde, falls der neue Bewohner nicht dabei war, und interessiert sich ungezwungen für ein paar Lebensdaten.

Neben diesen ersten praktischen Schritten heißt es vor allen Dingen: abwarten und Geduld haben. Die Bewohner bestimmen Richtung und Tempo der Annäherung.

Manche psychiatrieerfahrene Menschen haben vor und während ihrer Erkrankung Gewalt und andere Misshandlungen erlitten, einige haben sich in der Klinik geschützt gefühlt – alle haben die Erfahrung von Hilflosigkeit und mindestens zeitweiligem Kontrollverlust gemacht und dies wiederum unterschiedlich verarbeitet. Wie begegnet mir dieser besondere Mensch, was signalisiert er mir? Wie soll ich mich verhalten?

Ist der Bewohner ängstlich und unsicher, dann erzähle ich erst einmal von mir selbst, von den Unterstützungsmöglichkeiten und frage, was er über das betreute Wohnen weiß. Ist er eher fordernd und anspruchsvoll, dann bemühe ich mich darum, die Dinge, die erfüllbar sind, im Terminkalender unterzubringen. Ist er aber distanziert und recht selbstständig, dann lasse ich diese Person getrost vorläufig »in Ruhe«.

Zunächst ist es vorrangig, sich auf das von den Betreuten gemachte Beziehungsangebot einzulassen, es geht um *Akzeptanz* ihrer Lebensentwürfe und Beziehungsmuster. Die Betreuenden haben vorerst bestenfalls eine »Ahnung« von dem anderen Menschen, etwa durch die Diagnose, durch erste biografische Informationen, durch Berichte anderer Einrichtungen und von Kollegen. Sowohl starke Nähe schon gleich zu Anfang als auch große Distanz auf Seiten der Bewohner haben eine Funktion. Ihre individuelle Bedeutung gilt es im Laufe der Zeit herauszufinden.

Im persönlichen Kontakt sollte auf Seiten der Betreuenden Offenheit herrschen. Dabei ist darauf zu achten, die positiven Seiten der jeweilig angebotenen Beziehung zu betonen: Es ist richtig, erst mal vorsichtig zu sein. Es ist gut, wenn jemand schon weiß, wo er Unterstützung benötigt, und wenn er diese auch einfordert. Es ist sogar hervorragend, wenn jemand sein Leben selbst in die Hand nimmt. Vor all diesen Verhaltensweisen sollte man Respekt und Achtung zeigen, denn sie sind sinnvoll und unterstützenswert – auch wenn sie uns in der Arbeit zeitweise verunsichern.

Selbstverständlich muss man sich bemühen, Termine und Absprachen verlässlich einzuhalten. Klappt dies mal nicht, sollte man mit einer ernst zu nehmenden Begründung absagen.

MERKE → **Geduld, Akzeptanz, Offenheit, Achtung und Verlässlichkeit sind die Grundlagen für eine vertrauensvolle Beziehung.**

Alle die genannten Verhaltensweisen – ob ängstlich, fordernd oder distanziert – sind »normale« Reaktionen auf asymmetrische Beziehungskonstellationen; die individuellen Besonderheiten drücken sich eben in der Wahl einer bestimmten Art aus. Reagiert ein Mensch ängstlich / unsicher oder fordernd / anspruchsvoll, dann signalisiert er, dass er die Asymmetrie zugunsten der Helfer akzeptiert; reagiert er distanziert und betont selbstständig, versucht er sich aus dieser (tendenziell kränkenden) Situation hinauszubewegen.

Hilfen zur Selbstständigkeit leisten zu wollen ist auf den ersten Blick paradox, ähnlich wie die Aufforderung: Sei spontan! Auf den zweiten Blick jedoch passt dieser Vergleich nicht, denn Selbstständigkeit schließt Hilfe zu suchen, zu finden und zu bekommen nicht aus und umgekehrt.

Das Thema gewinnt häufig in der zweiten Betreuungsphase größere Bedeutung. Dadurch verliert die Betreuungsbeziehung zwar nicht ihre

Asymmetrie, denn die Rolle der Betreuenden bleibt ja bestehen und darf auch nicht geleugnet werden, jedoch kommen symmetrische Muster hinzu: Jeder Mensch benötigt wenigstens von Zeit zu Zeit Unterstützung, dadurch wird er ja nicht automatisch »hilflos«. Konkretere Themen in dieser Betreuungsphase können sein:

- Wann wurde Hilfe positiv empfunden?
- Wie sah diese Hilfe aus, was war der Unterschied zu einer negativen Hilfe, wann wurde sie als entmündigend empfunden?
- Wie und wann kann sich der Betroffene selbst Hilfe holen?
- Wann kann sich jemand keine Unterstützung holen und wie soll er sich dann helfen?
- Wann wird Selbstständigkeit positiv empfunden, wann nicht?

Die Fragen sollten so gestellt werden, dass die Bewohner nicht nur mit »Ja« oder »Nein« antworten können; kleine Geschichten und konkrete Erfahrungen sind informativer und helfen, sich auf den Bewohner einzustellen. Ebenso wichtig ist ein geduldiges und aktives Zuhören. Manche Bewohner werden allerdings unruhig, wenn sie im Zweierkontakt erzählen sollen, dann kann auch »nebenbei« beim Spülen nachgefragt werden. Einige Informationen bekommen die Betreuer trotzdem häufig erst beim Hinausgehen mitgeteilt, dann sollte, je nach Wichtigkeit, eine kleine Terminverlängerung möglich sein.

Ist die Betreuung fortgeschritten, dann ist schon einiges gemeinsam organisiert und erlebt worden, dann ist die Beziehung einigermaßen sicher. Es hat allerdings bestimmt auch schon einige Enttäuschungen gegeben: der nicht zu findende Arbeitsplatz, die kritischen oder auch krisenanfälligen Mitbewohner, die oberflächliche Begegnung mit Diensten und Einrichtungen, Ärger mit den Eltern etc. Rückzüge, Alkoholrückfälle, selbstverletzendes Verhalten, die Vorstellungen, alle haben sich gegen mich verschworen, werden dann zum Problem.

Unabhängig davon, wie mit jedem einzelnen Problem umgegangen wird, sollte unsere Haltung sein: »Ich sehe, dass es offenbar Dinge gibt, worüber

Sie nicht so einfach sprechen können, aber lassen Sie es uns versuchen, denn sonst verstehe ich gar nichts und kann Ihnen auch nicht helfen!«

Den Kontakt intensivieren

An der Lebenswelt von Menschen orientiert zu sein beinhaltet, den Blick auf gelungene und misslungene Integrations- und Gestaltungsprozesse Einzelner mit ihrer Umwelt zu richten. Die Konfliktgeschichten mit Institutionen (Schulen, Arbeitsplätzen, Kliniken) oder den professionellen und nicht professionellen Interaktionspartnern werden auch im betreuten Wohnen sichtbar. Beteiligt sich die Person an der Krisen- und Situationsanalyse? Ist jemand an der Einschätzung der Betreuerin oder anderer Personen interessiert? Lassen sich gemeinsame Absprachen treffen? Werden diese tendenziell eingehalten?

Manchmal sind diese Fragen nur mit »Nein« zu beantworten. Das kann daran liegen, dass:

- in einem ungünstigen Moment ein Gespräch darüber begonnen wurde, die betroffene Person eventuell noch zu aufgewühlt ist, andere Personen, die davon nichts wissen sollen, anwesend sind, der Raum zu wenig privat oder auch zu privat ist;
- die Einschätzungen der betreuenden Person am eigentlichen Thema vorbeigeht;
- die Auswirkungen einer Situations- und oder Verhaltensänderung nicht genügend berücksichtigt wurden;
- sich in den Absprachen nicht die Sicht des Bewohners wiederfindet.

Ändert sich trotz des eigenen Bemühens nichts oder nicht viel, dann sollten wir uns fragen, ob wir im Kontakt mit dem Bewohner Hinweise nicht wahrnehmen, wie wir selbst uns gefühlt haben, in welcher Rolle wir uns befanden, ob wir überhaupt in Kontakt waren. Wenn andere Kollegen den Bewohner kennen: Wie erleben sie den Kontakt?

Auf Kontaktlosigkeit kann hinweisen, dass der Bewohner immer wieder aus dem Raum läuft, ganz unruhig ist, manchmal zustimmt, jedoch oft nicht beim Thema bleibt, oder dass die meisten Anmerkungen und Vorschläge schnell und ohne Begründung abgelehnt werden, die Betreuer um »Gehör« kämpfen, immer detailreicher und immer ärgerlicher werden. Ein anderes Mal wird die Sicht der Betreuerin sogar uneingeschränkt geteilt, die Betreuerin fühlt sich trotzdem überfordert, bekommt Angst oder wird zunehmend ärgerlicher über die Passivität der Bewohnerin.

Professionelle Distanz

Vorsicht ist ebenfalls geboten, wenn sich die Betreuenden ganz in ihrem »kreativen Element« fühlen, wenn die Einsichten und Ratschläge als »sehr gute Ideen« angenommen werden, die Betreuenden die besten aller Zeiten sind und die Bewohner noch nie etwas derartig Wertvolles gehört haben. Der eigene Schwung geht vielleicht an der Realität des Betreuten vorbei und er kommentiert dies mit »Bewunderung«, ohne sich selbst wirklich angesprochen und beteiligt zu fühlen.

Dann wieder gibt es Situationen, in denen die Betreuer einfach nur irritiert sind, den schwachen Eindruck haben, dass irgendetwas fehlt. Bewertet eine andere Kollegin die gesamte Situation völlig anders, kann dies ein Schlüssel zum Verständnis sein.

Wir sollten uns auch fragen, ob unsere Gefühle etwas mit der Beziehungslosigkeit zu tun haben, die zu einem Scheitern zum Beispiel der Krisenanalyse geführt haben. Vielleicht haben wir uns gescheut, die ängstigenden, vermutlich Rückzug oder Ärger auslösenden Themen anzusprechen, oder sind lieber etwas oberflächlich geblieben, da wir die möglicherweise zu Tage tretende »Bedürftigkeit« weder befriedigen noch aushalten können. Auch die Wut und der Ärger über die vermeintliche »Uneinsichtigkeit«, das provozierende Verhalten, die eigene Ohnmacht und Ähnliches verunmöglichen manchmal den Dialog.

Um sich über die Dynamik klar zu werden, sollten folgende Fragen überlegt werden:

- Sind die *beidseitigen* Bewältigungsversuche nötig, um auch gegenwärtig ängstigende und unerträgliche Gefühle abzuwehren? Oder handelt es sich schon beinahe um einen »Automatismus« (wir wollen Feierabend haben, die Bewohner ihre Ruhe), dass beide auf die angesprochenen Probleme so reagieren?

- Welche sind die Reaktionsmuster des Betreuers, welche die des Bewohners?
- Haben diese Beziehungsmuster negative und positive Auswirkungen auf andere Lebensbereiche – was überwiegt, Nutzen oder Schaden?
- Wie sieht die Lebenssituation der Bewohnerin derzeit aus, ist sie stabil genug, um Neues auszuprobieren?
- Wie kann der Bewohner dabei unterstützt werden (ist Psychotherapie möglich?)?

Vorausgesetzt, die Betreuungsbeziehung wird als sicher und stabil erlebt, kann das Beziehungsgeschehen, die »Metaebene«, angesprochen werden. Dann sollte deutlich werden, dass es sich hierbei um den Versuch handelt, zur Klärung beizutragen, und nicht etwa um den Versuch, jemandem seine Wahrheit aufzuzwingen oder ihn mit »negativen« oder »unbewussten« Seiten seiner Person zu konfrontieren. Es ist deshalb hilfreich, von sich selbst auszugehen, also die eigenen Wahrnehmungen, Eindrücke und ggf. Gefühle, aber keine vermeintlichen Gewissheiten auszusprechen.

Selbstverständlich müssen Veränderungen nicht sofort stattfinden, vielleicht nicht einmal im nächsten Jahr, es kann sogar sein, dass nach einer solchen Rückmeldung inhaltlich nichts weiter geschieht, es kann allerdings auch zu erstaunlichen Resultaten führen.

MERKE → **Das Tempo der Veränderungen geben die Bewohnerinnen und Bewohner vor.**

Es sollte deutlich werden, dass die Betreuenden den Kontakt suchen, sich nicht durch vermeidendes, aggressives oder sehr bedürftiges Verhalten »in die Flucht schlagen« lassen, dass idealisierende Lobeshymnen vielleicht angenehm zu hören sind, aber nicht verhindern, dass auch Unangenehmes besprochen wird. Andernfalls reproduzieren wir schnell genau jene Beziehungserfahrungen, die die Betreuten zu ihrem Nachteil schon so oft haben machen müssen.

Außerdem geben wir gleichzeitig, indem wir das Beziehungsgeschehen gleichsam »von oben« betrachten, ein Beispiel dafür, wie über Beziehungen gesprochen werden kann. Es ist wunderbar, wenn ein Bewohner sagt: »Sie haben mir beim letzten Mal zum Abschied nicht die Hand gegeben, ich habe mich den ganzen Abend gefragt, ob Sie sauer auf mich waren?« Bei Äußerungen wie dieser schaut auch er von »oben«, bezieht nicht nur die nonverbale Kommunikation mit ein, sondern lässt sich trotz der bestehenden Machtverhältnisse auf eine symmetrische Beziehung ein.
So kommt es langsam, aber zunehmend häufiger zu *Begegnungen*.

Beziehungsgeschehen verstehen

Denken heißt auch strukturieren. Um über ein Beziehungsgeschehen nachzudenken, ist es hilfreich, die verschiedenen Beziehungsebenen, auf denen wir interagieren, getrennt zu betrachten. S. A. Mitchell (2003) spricht von vier Interaktionsdimensionen bzw. Beziehungsmodi, auf denen Beziehungsverhalten stattfindet. In Anlehnung daran lassen sich vier Fragenkomplexe aufstellen:

1. Was tun wir miteinander?

Spielen wir Hilfesuchende und Lebensretter und beruhigen wir uns gegenseitig damit, dass alles schon wieder gut wird? Geht es zwischen uns und dem Betreuten oft um das Rechthaben oder um das Schuldigsein; verteidigt sich der eine schnell und erlebt den anderen als Angreifer? Spielen wir Nähe-Distanz-Spiele: Wenn der eine sich annähert, distanziert sich die andere?

2. Welche intensiven Gefühle teilen wir miteinander?

Welche Gefühle herrschen bei mir vor: Trauer, Hilflosigkeit, Ohnmacht, Wut, Enttäuschung und Freude? Welche Gefühle meines Gegenübers erreichen mich am meisten? Können wir über Gefühle sprechen und welche sind jene Gefühle, die das Gegenüber zu vermeiden sucht?

3. Welche Funktion habe ich für den anderen, welche Rolle spiele ich?

Erscheint es mir so, als solle ich die Rollen von Mutter, Vater oder Geschwister einnehmen? Verhält sich der Betreute zu mir so, wie ein Elternteil oder ein anderer bedeutsamer Mensch sich ihm gegenüber verhalten hat?

4. Wo und wann begegnen wir uns auf gleicher Ebene?

Erlebe ich gegenseitige Bereicherung, wechselseitige Anerkennung und Akzeptanz?

Mittels dieser Fragen lassen sich Situationen und Handlungsweisen erhellen, in die Betreuer und Betreuerinnen wiederholt kommen können und bei denen sich jeder ab und zu fragt: Warum befinde immer ich mich in so einer Situation? Was mache ich da eigentlich? Macht das alles Sinn, und, wenn ja, welchen und für wen?

Ein persönliches Beispiel soll dies verdeutlichen:

BEISPIEL → Die Bewohnerin Frau D. neigt zu selbstverletzendem Verhalten. Bei diesem Verhalten finde ich mich sehr leicht in einem »Detektiv-Spiel« (Modus 1) wieder.

Eines Mittags, ich will gerade gehen, sagt Frau D. plötzlich: »Mir geht es so schlecht, ich kann nicht schlafen, habe überhaupt keine Lust mehr, aus dem Haus zu gehen, meinen Arzttermin habe ich auch verpasst. Ich habe schon alles probiert, aber es hilft nichts. Ich habe Schneidedruck und im Bad liegen die Rasierklingen herum ...«

Ich fange an nachzufragen, ob es noch mehr gibt, was »rumliegt«, ob sie auch Medikamente gesammelt hat. Häufig gibt es noch weitere, bewusst gesammelte Schneidwerkzeuge oder Medikamente, die zunächst geheim gehalten werden sollten. Je besser ich die Personen kenne, desto gezielter kann ich nachfragen. Habe ich richtig geraten, werden mir meist auch diese Dinge mit einem leicht verlegen-schelmischen Grinsen ausgehändigt.

Ich bin stolz auf meine »Kombinationsgabe«, Frau D. macht seltsamerweise ebenfalls einen zufriedenen Eindruck. Aber warum sagt sie es mir denn nicht gleich? Was für eine Funktion habe ich in ihrem »Spiel«?

Ich versuche mich an die Gefühle zu erinnern, die ich während der Schilderung der Bewohnerin hatte: Nichts geht mehr, keine Möglichkeit funktioniert, meine Ratschläge sind allesamt Fehlschläge, ich spüre die tiefe Verzweiflung und den Ärger von Frau D. – auf beiden Seiten nichts als Hilflosigkeit und Ohnmacht (Modus 2). Und außerdem will ich hier raus, ich wollte mich doch gerade verabschieden.
Es gilt, das »Schlimmste« zu verhindern, das ist meine Rolle und das erkenne ich jetzt. Ich kann wieder denken, werde aktiv – die Hilflosigkeit und die Angst sind verflogen, erfolgreich abgewehrt, deshalb »liebe« ich also dieses Detektiv-Spiel.
Frau D. scheint zu genießen, dass ich sie »ertappt« habe, dass ich sie kenne, und zwar »wie eine Mutter ihr Kind kennt und dableibt, um es vor dem Schlimmsten zu behüten« (Modus 3). Sie schreibt mir große Macht zu. Habe ich mal etwas nicht erraten, kann es sogar vorkommen, dass mir dies zum Vorwurf gemacht wird: »Danach hast du ja nicht gefragt«, als sei ich verantwortlich für die Selbstverletzungen, die dann möglicherweise mit dem übrig gebliebenen Bleistiftanspitzer vorgenommen wurden. Dann bin ich vielleicht in der Position einer Mutter, die die Traumatisierungen ihrer Tochter nicht wahrgenommen hat, die Andeutungen nicht verstehen konnte bzw. wollte oder die quasi in einer Täterposition steckt.
Spätestens jetzt verspüre ich die bisher verdrängte Wut – und dies ist möglicherweise auch die Wut der Bewohnerin. Für Frau D. ist es das Übliche, das, was sie kennt, weil sie sich ständig damit plagt. Sie zeigt wichtigen Bezugspersonen ihre Aggressionen und rettet sie gleichzeitig vor diesen destruktiven Anteilen, indem sie sie gegen sich selbst richtet. Sie verliert dadurch jedoch den Handlungsspielraum eines erwachsenen Menschen, der vielleicht erkennen würde, dass er Angst vor dem Alleinsein in dieser Ohnmacht und Wut hat. Frau D. ruft um Hilfe, aber gebe ich ihr diese?
In dem von mir mitgestalteten »Spiel« wird auf Dauer keine Bewohne-

rin selbstständiger und selbstverantwortlicher, ich halte sie so (verdeckt aggressiv) in der Abhängigkeit fest.

Im betreuten Wohnen kann es sehr hilfreich sein, zu erkennen, welche Übertragungen und Gegenübertragungen wirksam werden, oder neutraler gesagt: was im zwischenmenschlichen Kontakt wirksam ist. Dies dient dem Verständnis, auch wenn die aktive Bearbeitung verinnerlichter Beziehungskonstellationen (Modus 3), etwa die Auseinandersetzung mit möglichen destruktiven und konstruktiven Selbstanteilen, in die Psychotherapie gehört und nicht in der Betreuung bearbeitet werden kann.

Für die Betreuenden ist es wichtig, herauszufinden, wo die stabilisierenden und entwicklungsfördernden Kräfte in der Betreuungsbeziehung liegen. Anfangs ist eventuell eine Verantwortungsübernahme für die »Fahndung« nach Alltagsgegenständen mit zerstörerischem Potenzial hilfreich und eine »bewunderte« Betreuerin besser als eine »hilflose«. Hat sich die Betreuungsbeziehung stabilisiert, dann muss das Detektivspielen allerdings aufhören und eine selbstständigere Verantwortungsübernahme angeleitet werden. Dazu gehört auch, dass jeder seine (professionellen) Ohnmachts- und Wutgefühle kennt und aushält und sich nicht ersatzweise wie Sherlock Holmes oder Miss Marple fühlen will.

Orientiert am gegenwärtigen Lebensalltag muss danach gesucht werden, wodurch die aggressiven und hilflosen Impulse aktuell ausgelöst werden. Dieser Weg mag wie ein Umweg klingen, wenn allerdings auf die Frage »Was ist eigentlich passiert?« keine Antwort gegeben werden kann, stattdessen Handlungen angekündigt oder vorgenommen werden, die an die Grenzen des Betreuungsrahmens stoßen, ist der Weg über die Klärung des aktuellen Beziehungsgeschehens unumgänglich, nicht zuletzt um die Bewohner in ihrem nichtverbalisierbaren Leiden nicht allein zu lassen. Sie sollen sich selbst wenigstens ansatzweise in den Verstrickungen erkennen und dadurch eine Sprache (wieder)finden, die die konkrete Bearbeitung gegenwärtiger Schwierigkeiten in der Betreuung erst ermöglicht.

Um keine Zweifel aufkommen zu lassen: Dieses Nachdenken darf nicht zu

»Besserwisserei« führen. Menschlicher Respekt beinhaltet auch, Raum zu lassen für Unverstandenes: »Niemand ist berechtigt, sich mir gegenüber so zu benehmen, als kennte er mich«, hat einmal Robert Walser geschrieben. → Begegnung, Seiten 48, 103

Eine »Beziehungsanalyse« ist nicht der Hauptgegenstand der Betreuungsarbeit. Es geht in erster Linie darum, das Beziehungsangebot der Bewohnerinnen und Bewohner und die eigene direkte, emotionale Antwort darauf zu erkennen, um nicht von ausgelösten Gefühlen bestimmt zu werden und im förderlichen Sinne handlungsfähig zu bleiben.

Überwältigende Emotionen wie Angst, Wut und Ohnmacht verhindern eine offene, zugewandte, an den Bewohnern orientierte Arbeit und letztlich die wichtigen Begegnungen auf der gleichen Ebene (Modus 4). Wer zu sehr mit diesen Gefühlen beschäftigt ist, hat sicher keine Lust, mit einer Bewohnerin Kochrezepte auszutauschen oder Fahrrad zu fahren.

In der Betreuung psychiatrisierter Menschen ist sowohl »alltägliches« und sozialpädagogisches Handeln als auch therapeutisches Verstehen gefragt. Und das gelingt nicht allein durch die Aktivierung des »gesunden Menschenverstandes«.

MERKE → Betreuende haben eine »haltende Funktion« für die Klienten und diese muss zuerst einmal erfüllt und auch aufrechterhalten werden. Dazu benötigen wir Sympathie für die Betreuten, die Offenheit »mitzuschwingen« und die Fähigkeit, trotz der aktiven Teilnahme am realen Alltag der Personen und der daraus notwendig entstehenden Verwicklungen den Überblick zu behalten.

Mitten im »Kopfzerbrechen« über Betreuungsprobleme und Unklarheiten erfahren Bewohner und Betreuer glücklicherweise immer mal wieder, dass es auch ganz einfach gehen kann, denn: »Aus einem tiefen Weltschmerz reißt einen zuweilen sehr wohltätig ein kleines Alltagsärgernis.« (F. Sagan)

Macht und Ohnmacht, Halt und Zwang – Verantwortung in schwierigen Situationen

Unter einer Krise wird eine akute Überforderung eines gewohnten Verhaltens- bzw. Bewältigungssystems durch belastende innere oder äußere Erlebnisse verstanden. Weite Bereiche des Alltags brechen zusammen. Krisen beinhalten allerdings – ist erst mal das Schlimmste abgewendet – die Chance einer Neuorientierung, Möglichkeiten zur persönlichen Entwicklung, zur Erweiterung von Bewältigungsstrategien und damit größere Handlungsspielräume. Es können vielleicht auch außerhalb der Person, also im sozialen Umfeld, neue Ressourcen entdeckt und genutzt werden. Selbst wenn dies nicht der Fall sein sollte: Krisen gehören zum Leben und auch psychiatrische Krisen benötigen keine zusätzliche Dramatisierung. Im betreuten Wohnen können verschiedene Krisen entstehen. Die wichtigsten seien im Folgenden aufgeführt.

Die verschlossene Tür: eine Betreuungskrise?

Die Bewohner und Bewohnerinnen haben Hausrecht und verfügen jederzeit über die Möglichkeit, die Hilfe abzuweisen; sie können Betreuer vor der Tür stehen lassen. Ist das ein Anzeichen von einer Krise? Wurde ein gemeinsame Termin vergessen? Ist der Bewohner überhaupt zu Hause? Handelt es sich um die Zimmertür in einer Wohngemeinschaft, vor der der Betreuer steht, können diese und andere Informationen meist von den anderen Mitbewohnern eingeholt werden. Wird die betreffende Person hingegen einzeln betreut, bleibt der Betreuer erst einmal ratlos.

→ Betreuung in privaten Räumen, Seite 89

Sofort stellen sich weitere Fragen: Wer hatte den letzten Betreuungskontakt? Eventuell müssen Berichte von den Kollegen angehört werden. Wie

ist das eigene letzte Treffen mit ihm abgelaufen? Gab es Schwierigkeiten oder Nachrichten, die für den Bewohner unangenehm waren? Ist dieses Verhalten schon häufiger vorgekommen, welche Erklärungen gab es dafür? Könnten die Kollegen vom Beschäftigungsträger oder aus der Tagesstätte mehr wissen? Ist dort etwas vorgefallen?
Meist gibt es »harmlose« Begründungen für eine verschlossene Tür: Der Bewohner hat den Termin vergessen oder zu lange im Wartezimmer des Arztes verbracht; es gab ein Missverständnis über Zeit oder Treffpunkt und der Bewohner sitzt wartend und Kaffee trinkend in der Tagesstätte oder aber einsam und nervös im Amt für soziale Dienste.
Wenn alle diese Begründungen wegfallen, sich der Bewohner vielleicht in letzter Zeit sehr zurückgezogen und Probleme mit Bekannten und Freunden hatte oder der Einstieg in die lang ersehnte Beschäftigung nicht geklappt hat, sollten sich also die Betreuer große Sorgen machen, dann gibt es zumindest Probleme mit dem Betreuungsalltag. Möglicherweise kann versucht werden, den Bewohner zwischen all den anderen Terminen telefonisch zu erreichen, oder neue Besuche müssen kurzfristig eingeplant werden, eine andere Betreuerin, die vielleicht »den guten Draht« hat, muss dazugeholt werden, oder Ähnliches.
Stellen die Betreuer irgendwann fest, dass der Bewohner in der Wohnung oder im Zimmer ist und einfach nicht aufmacht, wird es brisant. Sie beginnen womöglich eine Diskussion im Hausflur und versuchen die Gründe für das Verhalten und die Gefahren auf diese Weise einzuschätzen sowie neue Absprachen zu treffen. Gelingt dies nicht und können auch keine Freunde, Angehörige oder Mitbewohner einen Kontakt herstellen, muss der Sozialpsychiatrische Dienst oder ein anderer Krisendienst mit ärztlichem Personal hinzugezogen werden, um die Notwendigkeit von Zwangsmaßnahmen gemeinsam zu klären und ggf. einzuleiten.
Manchmal erfahren die Betreuenden durch ein »geplatztes Treffen«, dass im Betreuungsprozess etwas nicht gut gelaufen ist, die Bewohnerin ist sauer und gekränkt über eine (vielleicht unüberlegte) Bemerkung oder

eine Konfrontation mit dem als schädlich empfundenen Verhalten, es besteht jedoch keine Suizidgefahr. Dann kann eventuell hilfreich sein, brieflich Kontakt aufzunehmen, sich zu entschuldigen, die eigene Sichtweise darzustellen, das Ganze in einen größeren Zusammenhang zu stellen etc. Es können auch Treffen in einem weniger privaten Rahmen vorgeschlagen oder vorerst die weitere Unterstützung ausschließlich in einem Bereich angeboten werden, in welchem der Bewohner die Betreuung als hilfreich erlebt hat, beispielsweise: »Ich will Ihnen gern weiter bei der Regelung der Mietschulden behilflich sein, dann sehen wir weiter ...«

MERKE → **Die Kontaktaufnahme, die die Distanzierung des Bewohners respektiert und gleichzeitig weiterhin Interesse an der Person signalisiert, kann zu einem neuen Betreuungsanlauf führen. Hier ist Ideenreichtum gefragt.**

Die Krisenintervention

Häufiger als die »verschlossene Tür« erleben Betreuer, dass sie die erste Adresse sind, wenn die Bewohner und Bewohnerinnen in eine Krise geraten. Manchmal kommt ein Hilferuf direkt vom Betreuten, ein anderes Mal rufen Mitbewohner, Nachbarn oder Kolleginnen aus den anderen Einrichtungen an und berichten davon, dass jemand davon gesprochen habe, dass er das Leben nun nicht länger aushalten wolle, keine Kraft mehr habe und über genügend Medikamente verfüge ...

← Interventionsstufen

Solche Meldungen haben Vorrang vor allem anderen. Auch wenn dies schon mehrfach geschehen sein sollte, bedeutet es für die Betreuerinnen den sofortigen Arbeitseinsatz. Manchmal ruft sogar der Krisendienst selbst an oder die Polizei, weil sie Unterstültzung und Informationen benötigen, sie wissen, dass die Wohnbetreuer den Klienten besser kennen bzw. einen persönlicheren Kontakt aufnehmen können. Das kann auch bedeuten, dass die Nacht für den Betreuer vorbei und stattdessen eine Krisenintervention ansteht.
Kriseninterventionen lassen sich nach Jacobson in sechs Schritte gliedern.

Zuerst geht es darum, den Krisenanlass zu verstehen (1): Was ist aktuell passiert, dass eine Person, nennen wir sie Frau X., nicht mehr leben möchte? Vielleicht sagt sie dann, dass ihre Stimmen ihr gesagt haben, dass dies das Beste wäre und dass sie das selbst mittlerweile auch so sehe und überhaupt diesen Zustand nicht mehr aushalte. Wichtig ist, jetzt erst einmal anzuerkennen, dass dieser »Zustand« wirklich unerträglich und eine Änderung dringend nötig ist. Gemeinsam kann nun versucht werden, nach Lösungen zu suchen.

Wenn auf die Nachfragen, was denn zu der Zuspitzung geführt habe, keine Antworten kommen, fällt den Betreuern vielleicht ein, dass Frau X. gestern ihre Eltern besuchen wollte. Könnte es sein, dass bei diesem Besuch etwas vorgefallen ist? Wenn die Betreuer Glück haben, haben sie beim ersten Versuch »richtig geraten«. Die Eltern waren vielleicht unzufrieden mit der Kleidung, hatten angeboten, mit ihr einkaufen zu gehen, und währenddessen darauf hingewiesen, dass die Bewohnerin sich mit ein bisschen Arbeit selbst auch mehr leisten könne.

Den Arbeitsplatz aber hatte Frau X. erst vor wenigen Wochen aufgegeben, weil sie mit einem Kollegen dort gar nicht klargekommen war, der hatte sie zuletzt als »faul« beschimpft, weil sie die Zigarettenpause immer weiter ausdehnte.

Nun sollte eine gemeinsame Krisendefinition (2) erarbeitet werden. In diesem Beispiel könnte sie folgendermaßen lauten: »Ist es so, dass die inneren Stimmen Sie zurzeit nicht in Ruhe lassen, Sie sich kaum dagegen wehren können, obwohl Sie eine große Sehnsucht nach Ruhe haben? Auch Ihr Arbeitskollege hat gar nicht richtig verstanden, dass Sie längere Pausen benötigen, um mit dem Stress anschließend wieder klarzukommen, und jetzt haben Sie auch noch den Eindruck, dass Ihre Eltern etwas von Ihnen wünschen, was Sie momentan nicht schaffen können, und dass Sie ihnen nicht gefallen?« Vielleicht nickt Frau X. nun und beginnt zu weinen.

Gefühle sollten ausgedrückt werden können (3), das Weinen kann entlasten. Würde Frau X. jetzt allerdings sehr wütend, zum Beispiel auf ihre Eltern, nach dem Motto: »Genau, die waren schon immer so, nie konnte ich es denen recht machen ...«, dann sollte die Aggression begrenzt werden, damit Frau X. nicht anschließend große Schuldgefühle bekommt, die sie nur in neue Konflikte bringen würde.

Anschließend sollten gewohnte Bewältigungsstrategien reaktiviert werden (4). Frau X. muss mit der Realität »konfrontiert« werden. Sie erlebt diese Situation bzw. die Enttäuschung darüber, dass sie meint, es anderen nicht recht machen zu können, bestimmt nicht zum ersten Mal. Wie ist sie früher damit umgegangen? Sie hat sich vielleicht bei einer Freundin ausgeweint, die nun leider verzogen ist. Womöglich gibt es eine andere Bekannte, eine Mitbewohnerin, die diese Rolle einnehmen könnte. Manchmal hat sie auch die Medikamente erhöht – die behandelnde Ärztin oder der Krisendienst könnte eine Bedarfsmedikation verschreiben. Die Betreuer selbst können noch eine Stunde bei ihr bleiben und gemeinsam mit Frau X. überlegen, was sie selbst für richtig hält. Vielleicht weisen sie Frau X. darauf hin, dass sie ja nun alt genug sei und durchaus das Recht habe, selbst zu entscheiden, wann sie arbeiten ginge, was ihr selbst gefiele und was für sie wichtig sei.

Es wird nach neuen Lösungen gesucht (5). Frau X. entspannt sich: Die Betreuer meinen also nicht, dass sie einfach nur faul sei? Aber manchmal habe sie schon ein wenig getrödelt und die Stimmen würden das auch jedes Mal gleich bemerken, schrecklich sei das. Der Betreuer fragt dann vielleicht, ob Frau X. schon probiert habe, den Stimmen zu sagen, dass diese sich erst einmal zurückhalten sollten, sie müsse ja zurzeit nicht arbeiten. Jedenfalls wisse der Betreuer von anderen Betroffenen, dass diese ihren Stimmen Grenzen setzen könnten und mit ihnen etwas verhandelten, was weniger belastend sei. Das müsse aber wohl geübt werden und heute helfe dann vielleicht nur die Bedarfsmedikation, damit sie noch ein wenig schlafen könne. Morgen würde sich der Betreuer darum bemühen, einen Kontakt zu anderen Stimmen hörenden Menschen herzustellen, wenn sie das wolle.

Wenn alles so optimal läuft mit der Krisenintervention, muss nur noch nach einiger Zeit im Rückblick auf die überstandene Krise (6) gemeinsam geschaut werden, was gut war, was nicht, was geholfen hat, was nicht, und was nächstes Mal besser sein könnte. (Siehe SCHNYDER / SAUVANT 1993)

Suizidalität

Psychiatrische Erkrankungen und vorangegangene Suizidversuche gelten als Risikofaktor für (»gelungene«) Suizide und entsprechend befürchten viele psychiatrisch Tätige insbesondere in der ambulanten Arbeit, dass sie Suizidsignale übersehen könnten. Auf Erlebens- und Verhaltensweisen, die auf suizidale Absichten hinweisen, können diese »zehn Signale« (SHNEIDMANN 1988, nach SCHNYDER / SAUVANT 1993) hindeuten:

1. unerträgliche psychische Schmerzen (unerträgliche Lebenssituationen und Erkrankung mit vermutlich tödlichem Ausgang),
2. frustrierte psychische Bedürfnisse (Sicherheit, Vertrauen, Freundschaft, Erfolg),
3. die Suche nach einer Lösung (Suizid erscheint als einziger Ausweg beispielsweise aus Loyalitätskonflikten, der endlosen Depression ...),
4. der Versuch, das Bewusstsein zum Schweigen zu bringen (nicht mehr erinnern, fühlen, denken müssen – häufig nach sexuellen Gewalterlebnissen),
5. Hilf- und Hoffnungslosigkeit (verbirgt sich auch hinter Schuld- und Trauergefühlen),
6. einengende Optionen (Alles-oder-nichts-Denken),
7. Ambivalenz (hilf mir, aber ich bin es nicht wert),
8. die Mitteilung der »Absicht« (auch indirekt: Verschenken bedeutsamer Dinge etc.),
9. Abschied (Leugnung der Endgültigkeit),
10. Problemlösungsmuster im bisherigen Leben (Fluchtverhalten in früheren Konflikten).

Auch an dieser Auflistung wird deutlich, dass viele Punkte beinah alltäglich auf die Bewohnerinnen und Bewohner zutreffen und manches für den Rahmen des betreuten Wohnens zu allgemein ist. Unter Einbeziehung praktischer Erfahrungen und mit Hilfe von Hinweisen von A. FINZEN (1997), W. DORRMANN (2002) und T. BRONISCH (2005) ist folgende Liste entstanden.

Betreuer müssen besonders auf mögliche Suizidabsichten achten,

- wenn sich die Lebensbedingungen der Bewohnerinnen und Bewohner – zum Beispiel durch hinzukommende Erkrankungen, Verlust einer Beschäftigung, einer akuten psychotischen Episode, sich häufender Alkoholrückfälle etc. – erheblich verschlechtern,
- wenn sie erneut Gewalt erleben mussten (Zwangseinweisungen, Körperverletzungen, Vergewaltigungen),
- wenn frühere Suizidversuche mit deutlich härter werdenden Mitteln wiederholt wurden,
- wenn nach Suizidankündigungen eine ungewöhnliche Ruhe einkehrt,
- wenn lebensverändernde Ereignisse anstehen, zum Beispiel eine Wiederbegegnung mit den eigenen, in einer Pflegefamilie lebenden Kindern oder wenn die Eltern sterben,
- wenn sich wichtige Bezugspersonen verabschieden, und selbstverständlich dann,
- wenn die Personen dies selbst sagen bzw. ausdrücken.

Wichtig ist es, die Sorge um eine mögliche Suizidabsicht anzusprechen, auch wenn die Bewohner womöglich nicht davon sprechen. Es stimmt nicht, dass erst dadurch, dass über Suizidalität gesprochen wird, aus einer latenten Absicht eine konkrete wird.

Einige benötigen die Gedanken, dass sie sich, »wenn sie es denn gar nicht mehr aushalten«, eben umbringen werden, um sich eine gewisse Autonomie und Entscheidungsmacht zu erhalten. Sie meinen, dass sie erst unter dieser Voraussetzung Versuche zur Lebensveränderung unternehmen können. »Gefahr im Verzug« ist allerdings gegeben, wenn:

- konkrete Pläne bekannt werden, dass die Medikamente gesammelt worden sind, die Autobahnbrücke schon genau ausgesucht worden ist und vielleicht auch Zeiten genannt werden, zu denen garantiert niemand bemerken würde, dass jemand verschwunden ist;
- jemand sein Leben ruhig und sachlich bilanziert und dann zum Schluss kommt, es lohne sich nicht weiterzuleben, er falle doch nur anderen zur Last.

Bei Frauen führen eher Kränkungen durch Verlassenwerden, Verlassenheitsängste und Beziehungsschwierigkeiten zu Suizidgedanken und suizidalen Handlungen, bei Männern eher Kränkungen des Selbstwertgefühls durch berufliche Niederlagen etc. Ein bekannter Spruch lautet: »Women die for love and men for glory.«

Interventionen

Zuerst ist es notwendig, die letzte Arbeitssituation und auch alle andere Bewohnerinnen und Bewohner innerlich »loszulassen«, sich Zeit zu organisieren und andere Aufgaben abzugeben. Beim Hereinkommen in die Wohnung sollte man den ersten Eindruck auf sich wirken lassen und sich wirklich klarmachen, was der Sinn des Kommens ist: Ein Suizid soll verhindert werden, jetzt gilt es, keine Ausreden und keine Halbwahrheiten zu erzählen, die die überraschende Anwesenheit erklären sollen. Gemeinsam soll herausgefunden werden, was jemanden in diese Situation gebracht hat, was sein Problem ist.

Im anschließenden Gespräch sollte der Sprachstil angeglichen oder, wenn nötig, beruhigt werden, auf die Körperhaltung muss geachtet werden: Was drückt sie aus? Das so Wahrgenommene kann ins Gespräch einbezogen werden. Die Erklärungen der suizidalen Person werden erst einmal anerkannt und nicht gleich relativiert.

Der aktuelle Konflikt entzündet in der Regel eine unbewusste Konfliktthematik neu, diese herauszufinden kann wichtig sein für das Verstehen. Das heißt: genau nachfragen, was zu der aktuellen Krise geführt hat – die individuellen Besonderheiten zu kennen kann für die weitere Betreuungsarbeit hilfreich sein.

Eventuelle Gemeinsamkeiten von Betreuer und Bewohner sollten benannt werden, ruhig (kurz) auch Persönliches erzählen, meistens kennen wir die betroffene Person ja schon länger, gemeinsam Erlebtes kann aufgegriffen werden, so auch die Erinnerung an frühere, bewältigte Konflikte. Betreuende arbeiten für und mit den lebensbejahenden Seiten. Dadurch wird Beziehung geschaffen und die Menschen finden aus ihrer inneren Einsamkeit. Leichter Körperkontakt kann dies verstärken, es sollte jedoch vorher nachgefragt werden, ob das als angenehm empfunden wird.

Manche Menschen sprechen sehr auf innere Bilder an, es gilt dann, Bilder zu finden, die dem Erleben der Betreuten entsprechen: sich gefangen fühlen, Ketten sprengen, lebendig begraben sein, sich rausbuddeln, den Stein auf der Brust in der Vorstellung wegzaubern ...

Bei gelungenem Beziehungsaufbau kann auch Widersprüchliches und Konfrontierendes angesprochen werden: Auf Sätze wie: »Mir hilft ja doch nichts – schon alles probiert – noch keine Betreuung länger ausgehalten – noch kein Vertrauen entwickelt, mich hält niemand aus ...«, kann eine Antwort sein: »Woher wissen Sie, dass es so weitergeht, haben Sie sich noch nie im Leben getäuscht?«

Zeitprojektionen wie »Wie läuft das Leben weiter, wenn Sie tot sind?« richten den Blick auf die Zukunft und lassen vielleicht die Motive deutlicher werden. Ein Teil will Leben, ein anderer nicht. Betreuer können dazu auffordern, beide Seiten sprechen zu lassen. Lässt sich der Betroffene darauf ein, ist schon viel gewonnen.

MERKE → **Neben der inhaltlichen Arbeit am Problem und an möglichen Bewältigungsmechanismen geht es bei drohendem Suizid vor allem darum, Zeit zu gewinnen und von »heute nach morgen« Brücken zu bauen.**

Wichtig ist insbesondere, alles auf das nächste Treffen hin zu orientieren:

- »Interessante Frage, ich habe dazu Ideen, die wir nächstes Mal besprechen, o. k.?«
- Zur Vorbereitung Gedanken notieren oder malen lassen.

- Zwischentermine bzw. Telefonkontakte verabreden.
- Es lässt sich auch ein »Vertrag« absprechen: klare Aussagen, möglichst als Selbstverpflichtung – Verantwortung geben! An der vertraglichen Absprache so lange arbeiten, bis sie als hilfreich erlebt wird, sonst ist sie nutzlos.
- Außerdem muss ein Notfallplan erarbeitet werden: Was tue ich, wenn ich wieder an diesen Punkt komme: ein Bad nehmen, eine Freundin anrufen, Kakao trinken, spazieren gehen, Lieblingsmusik hören, Betreuerin anrufen – eventuell in Stufen formulieren, und zwar bis: Krisendienst anrufen, in die Klinik gehen.

Wenn dies alles nicht möglich ist, muss auf die Grenzen des betreuten Wohnens und die persönlichen Grenzen der Betreuer hingewiesen und eine Klinikeinweisung vorgeschlagen werden. Bei Zustimmung kann es hilfreich sein, die Person dorthin zu begleiten. Bei Ablehnung müssen andere Dienste hinzugezogen werden. Der Betreuungskontakt ist durch dieses Verhalten nicht abgebrochen, die Betreuer müssen sich auch weiterhin um eine Klärung bemühen.

Selbstverletzendes Verhalten

»Selbstverletzende Verhaltensweisen sind Handlungen gegen das eigene Selbst, die eine unmittelbare körperliche Beschädigung zur Folge haben, allerdings keine suizidalen Handlungen darstellen. Trotz dieser Abgrenzung verüben Menschen mit selbstverletzendem Verhalten (im folgenden SVV) ebenfalls häufig Suizidversuche und Suizide. Es ist daher wichtig, suizidale Handlungen von Versuchen, sich vorübergehend aus einem unerträglichen Zustand zu befreien, zu unterscheiden.

Sachsse (1997) schätzt, dass von hundert psychiatrisch, psychotherapeutisch oder psychosomatisch stationär behandelten Frauen zwei unter SVV leiden, Tendenz eher steigend. Das Verhältnis Männer zu Frauen beträgt, laut Sachsse, 1:3 bis 1:5; er vermutet, dass dies darin liegen könnte, dass Mädchen häufiger Opfer sexueller Gewalt werden, denn zwei Drittel der

SVV-Patientinnen haben, wie er weiter sagt, inzestuöse oder inzestnahe Beziehungen erleiden müssen.

Auch andere Traumatisierungen stehen in engem Zusammenhang mit SVV: Schwer psychisch erkrankte Mütter, Deprivation während der Säuglingszeit, Kindesmisshandlung und das Empfinden einer vermeintlichen Schuld am Tod einer chronisch suizidalen Mutter wurden laut Sachsse häufiger genannt. Sekundär kann gelernt worden sein, dass mittels selbstverletzendem Verhalten Zuwendung zu bekommen ist. Meistens ist jedoch das Gegenteil der Fall: Es produziert im Gegenüber Abscheu, Ekel, Wut und Hilflosigkeit.

Die Biochemie sagt, dass Schmerz die Ausschüttung von Endorphinen bewirke, diese machten euphorisch und linderten Spannungszustände und Depressivität. Dies erkläre auch »süchtiges« SVV. Aus der Psychoanalyse kommen mehrere Überlegungen dazu: SVV beende eine Depersonalisation, schütze vor innerem Strukturverlust, könne ein Antidepressivum sein oder diese Selbstbestrafungsform vermindere unerträgliche Schuldgefühle.

Psychotraumatologen beobachteten, dass SVV ein Antidissoziativum ist: »Innerhalb von 15–30 Sekunden ist der Kopf klar, sind die Affekte strukturiert, der Druck raus und die Körpergrenzen spürbar.« Andere ergänzten, SVV sei selbstfürsorglich, es beende Depersonalisation / Dissoziation und könne gleichzeitig als Manifestation eines Täterintrojektes verstanden werden

Die Betroffenen sagen, dass die Auslöser für Entfremdungserleben, welches zu SVV führen kann, folgende sind: Alleinsein, Trennungssituationen, Beziehungs-Loyalitätskonflikte, Ausgeliefertsein an vergangene Schrecken, Selbsthass, Selbstentwertung, Gefühle von Ärger, aggressives Empfinden, Schuldgefühle (Schoppmann 2003).

Der Alltag dieser Personen ist demnach voller Auslöser für Dissoziationen und SVV.

In der täglichen Betreuungsarbeit kann das durchaus zu Überforderungsgefühlen führen: Wir sind jetzt in der Wohnung und sollen Sozialhilfe und Arbeitsplatz sichern, für Schuldenregulierung sorgen, Beziehungen klären und leben helfen, dabei Klinikeinweisungen vermeiden. Wie soll das alles gehen?

Zuerst müssen wir eine gemeinsame Teamhaltung finden: Sollen wir Versuche zur Verhinderung des SVV unternehmen (Kontrolle, Rasierklingen einsammeln etc.) oder bei SVV eine Klinikeinweisung erwirken? Oder aber schaffen wir es, die jeweiligen Verletzungen möglichst gelassen und unaufgeregt zu versorgen, über auslösende Situation zu sprechen und mit den Bewohnerinnen nach Alternativen zu suchen? Entscheidet sich das Team für Letzteres, muss entschieden werden, ob eine Rufbereitschaft etabliert werden soll und welches die Regeln und Gründe für die Anrufe sein sollen.

Der Leitgedanke bei der betreuerischen Intervention kann lauten: Die Selbstverletzung ist erst mal ein Schutz vor Schlimmerem, wir werden sie als solche akzeptieren. Unser Arbeitsauftrag besteht jedoch darin, nach einer unschädlicheren Alternative zu suchen. Konkrete Antworten für Auslösesituationen sind den Bewohnerinnen oft nicht möglich, manchmal waren es Kleinigkeiten. Alle bekannten Auslöser können auch nicht in jedem Fall verhindert werden. Alleinsein und Gefühle von Selbsthass entstehen in sozialen Gefügen, vielleicht wissen die Betreuerinnen von einem Konflikt, ahnen Unausgesprochenes oder finden, was wichtiger ist, soziale Ressourcen, die helfen können, den Konflikt zu klären, das Alleinsein zu reduzieren.

⟵ **Dissoziationen**

Für die Bearbeitung von traumatischen Erinnerungen, das Lernen einer Dissoziationskontrolle etc. ist Psychotherapie notwendig. Die Betreuungsaufgabe ist, die Suche nach geeigneten Psychotherapeuten anzuregen und ggf. zu begleiten.

Manchmal sind die Betreuerinnen vor Ort, wenn eine Betreute »irgendwohin verschwindet«, dissoziiert. Dissoziationen machen sich zum Beispiel bemerkbar durch: Löcher in die Luft starren, langsames Wegdriften

oder langes Schweigen. Dann sollte das gerade angesprochene Thema abgebrochen und die Person direkt angesprochen werden. Frühere Erfahrungen mit der Beendigung von Dissoziation können erfragt und gemeinsam auf ihre Nützlichkeit hin bewertet werden.
Ist ein Auslöser bekannt, wird auf die Unterschiede zwischen jetzigem Problem und etwa der Hilflosigkeit in der Vergangenheit hingewiesen. Die hoffentlich geschütztere Situation im Hier und Jetzt sollte deutlich gemacht werden, nicht das Elend der Vergangenheit!
Überhöhte Erwartungen der Betroffenen an sich selbst sollten mit der Realität abgeglichen werden. Immer wieder gilt es zu versuchen, eine positive Selbstfürsorge zu initiieren: baden, duschen, kochen, laufen, ätherische Öle benutzen.
Außerdem muss besprochen werden, was getan werden kann, wenn die Betreuer weg sind. Wie kann die Betreffende sich vom (auslösenden) Thema ablenken, wie kann sie es schaffen, nicht allein zu sein? Auch die Möglichkeit eines vielleicht drohenden SVV sollte offen angesprochen werden. Meist geht es den Bewohnerinnen darum, dass Klinikaufenthalte vermieden werden sollen. Die Betreuerinnen haben jedoch oft nicht die Ressourcen, jemanden tage- oder gar nächtelang zu begleiten, sie müssen dann prüfen, für wie gefährlich sie eine mögliche SVV halten. Oberflächliches Schneiden kann notfalls in der Ambulanz versorgt werden, schneiden Frauen jedoch tief und gehen dabei suizidale Risiken ein, ist eine Krisenintervention in der Klinik unerlässlich, falls die Bewohnerin nicht dazu in der Lage ist, bis zum nächsten Treffen die Absprachen einzuhalten.

MERKE → Die Sorge der Betreuenden ist der Gradmesser für die notwendigen Entscheidungen und dies muss transparent gemacht werden. Was kann ich persönlich an »Extra-Betreuung« vertreten, welches Risiko bin ich bereit zu tragen, ohne selbst meine Grenzen zu überschreiten? Kollegiale und supervisorische Unterstützung und Reflexion sind notwendig, um sich nicht zu verausgaben.

Fremdgefährdung

Gewalttätigkeiten werden häufiger an nahe stehenden als an unbekannten Personen verübt, darüber hinaus gilt, dass jegliches aggressive Verhalten Beziehungsverhalten ist. Dies bedeutet, es ist nicht außerhalb der Einflussmöglichkeiten der Betreuenden.

Aggressives Verhalten kann in Situationen entstehen, in denen sich ein Mensch ignoriert, nicht gesehen, sich überfordert oder angegriffen fühlt. Alle Anlässe, in denen ein Mensch Angst bekommen kann, sich schämt oder provoziert fühlen muss, sind potenzielle Auslöser für Aggressionen. Darüber hinaus sind individuelle und krankheitsbedingte Besonderheiten zu beachten. Ein Überforderungsgefühl setzt bei einigen Menschen schneller ein als bei anderen. Wer ein geringes Selbstwertgefühl hat, fühlt sich schneller schuldig und schämt sich seiner Schwächen. Wenn jemand desorientiert ist, verkennt er sein Gegenüber häufig, ohne dass die aktuelle Situation eine Erklärung liefern könnte.

Im betreuten Wohnen ist nach einer Weile bekannt, welche Person sich in schwierigen Lebenssituationen eher zurückzieht oder tendenziell aggressiv reagiert. Neue Bewohnerinnen und Bewohner sind schwieriger einzuschätzen. Aber auch für »altbekannte«, eher friedliche Bewohner können sich Dinge zuspitzen, kann »ein Damm brechen«. Sie können in Lebenslagen geraten, die ihnen eine Impulskontrolle erschweren. Besonders unberechenbar werden Situationen, in denen Menschen Alkohol getrunken oder andere Drogen konsumiert haben.

Für Betreuer und Betreuerinnen ist es deshalb wichtig, gefahrvolle Situationen frühzeitig zu erkennen, um beruhigend einwirken zu können.

Körperliche Kennzeichen aggressiver Stimmungen sind beispielsweise gesteigerte Unruhe, schnelles Atmen, angespannte Gesichtszüge und ein ärgerlicher Gesichtsausdruck, eine insgesamt erhöhte Körperspannung und irritierende Bewegungen. Wenn jemand höchst unzufrieden ist, laut und erregt spricht oder die Kommunikation plötzlich ganz verweigert, ist Achtsamkeit geboten (Anke u. a. 2003).

Auch Betreuer und Betreuerinnen signalisieren auf verschiedene Weise ihre Befindlichkeit. Den Bewohner beruhigen zu wollen und dabei die Fäuste zu ballen wird nicht von Erfolg gekrönt sein, auf diese Signale, also auf die eigene Körpersprache zu achten, ist in Konfliktsituationen wichtig. Es ist notwendig, sich in den Bewohner hineinzuversetzen, um die eigene Reaktion auf die möglichen, wenn vielleicht auch nicht nachvollziehbaren Handlungshintergründe abzustimmen, die eigene »antwortende« Emotionalität zu regulieren. Jede Konfliktsituation ist eine Kommunikationssituation. Häufig eskaliert die Aggression stufenweise, und zwar von verbalen Streitereien inklusive Beleidigungen über die Missachtung von Regeln und Abmachungen bis hin zu Drohungen und Tätlichkeiten.
Es gibt somit verschiedene Chancen zur Deeskalation: Zuallererst geht es darum, zu verstehen, was jemanden so wütend gemacht hat. Auf der verbalen Ebene kann durch ruhiges Sprechen und durch Fragen, die Interesse und mitfühlendes Verständnis signalisieren, beruhigend eingewirkt werden. Beleidigungen können je nach Situation – andere Bewohner sollten auf jeden Fall geschützt werden – zurückgewiesen werden. Wichtig ist, sich nicht auf einen Macht- oder Meinungskampf einzulassen.
Wenn die üblichen Kommunikationsregeln ständig übertreten werden, können Vorschläge wie »Lass uns mal den Raum verlassen und spazieren gehen« hilfreich sein. Auch Ablenkungen wie »Lass uns erst mal eine rauchen, einen Kaffee trinken« wirken deeskalierend.
Drohungen müssen ernst genommen werden und ihnen sollte klar, eindeutig und unmissverständlich begegnet werden. Sie zerstören das betreuerische Arbeitsbündnis.
Steigen bei den Betreuern Angst und/oder Aggressivität auf, sollten diese einerseits durch bewusstes Atmen und, je nach Situation, durch »Zurücklehnen« oder Bewegung kontrolliert werden. Gleichzeitig muss die Angst ernst genommen und müssen sich selbst und dem Gegenüber »Fluchtwege« eröffnet werden. Dies kann die Anspannung verringern und ist selbstverständlich schon Notfallprophylaxe.

Sind keine anderen Personen gefährdet, ist räumliche und zeitliche Distanzierung notwendig.
Am nächsten Tag kann alles schon anders aussehen und das Geschehene kann vielleicht auch wieder ruhig besprochen werden. Ist dies nicht möglich oder sinnvoll, sollten spätestens jetzt Kollegen und/oder ein Krisendienst hinzugezogen werden. Dies sollte der »aggressiven Person« mitgeteilt werden.

MERKE → **Der eigene Schutz hat immer Vorrang!**

Das Hinzuziehen der Polizei muss den Konflikt nicht notwendig eskalieren lassen, es signalisiert auch: Ich nehme dich in deiner Wut sehr ernst. Immer wieder ist zu erleben, dass allein die Anwesenheit dieser uniformierten Personen einen angespannten, gewaltbereiten Menschen wieder beruhigt und er in einen stationären Aufenthalt in der Klinik einwilligt. Dort angekommen, sind vielleicht keine Zwangsmaßnahmen mehr nötig. Dies hängt allerdings auch stark vom Verhalten der jeweiligen Polizisten ab.
In jedem Fall muss möglichst schnell eine Nachbesprechung einer aggressiven Eskalation unter den beteiligten Kolleginnen und Kollegen stattfinden. Alle sollten zuerst Gelegenheit haben, über ihre Gefühle zu sprechen. Anschließend muss das Vorgehen reflektiert werden: Was hat die Eskalation ausgelöst, was dazu beigetragen – gibt es bessere Vorgehensweisen? Hier geht es keinesfalls um Schuld oder Versagen, sondern um ein gemeinsames Analysieren, Bewerten und Lernen.
Betreuer, die Opfer einer aggressiven Handlung wurden, benötigen schnellstmöglich Unterstützung. Es müssen Entscheidungen darüber getroffen werden, ob eine Ruhepause günstig und gewünscht ist, eine Krankschreibung hilfreich sein kann und später darüber, wie die Betreuungsarbeit in Zukunft aussehen kann? Soll weiterhin der Kontakt zum Bewohner bestehen, übernimmt eine andere Person die Betreuung oder wird diese Betreuungsbeziehung beendet? Gewalt gegenüber den Mitbewohnern und Betreuern ist ein Grund zur Kündigung des Betreuungsvertrages. Gibt es

also eine »Abmahnung« oder die Kündigung? Wie und ggf. wo kann es für den Bewohner weitergehen? Die Wohnbetreuer müssen dafür Sorge tragen, dass im gemeindepsychiatrischen Verbund gemeinsam geklärt wird, wie es weitergehen kann. Die betroffenen Personen dürfen nicht allein gelassen werden und durch das sozialpsychiatrische Netz fallen.

Das Betreuungsteam muss die getroffenen Entscheidungen gemeinsam tragen, Uneindeutigkeit und Vielstimmigkeit ist an dieser Stelle nicht hilfreich.

Auch mit dem aggressiven Bewohner ist eine Nachbesprechung sinnvoll: Wie hat er die Situation erlebt? Gibt es Handlungsalternativen und Frühwarnzeichen? Wie empfindet er nun den Betreuungskontakt? Die Überlegungen und Entscheidungen der Betreuer müssen ihm mitgeteilt, die nächsten Schritte besprochen werden.

Im Kontext des betreuten Wohnens kommt es ebenfalls vor, dass mit Situationen umzugehen ist, in denen ein Bewohner verkündet, Außenstehenden Gewalt antun zu wollen.

Selbst wenn Verständnis für die Aggression aufgebracht werden kann – eine Person überlegt zum Beispiel, einen Vergewaltiger zu ermorden –, dann muss eine eindeutige Ablehnung dieser Handlungsabsicht selbstverständlich sein. Auch die Folgen einer solchen Handlung sollten aufgezeigt werden. Meist bleibt es ja bei diesen »verständlichen Überlegungen« und dies zeigt sich im Gespräch auch schnell: Es gibt gar keine konkreten Tatplanungen; die Einsicht, dass eine entsprechende Handlung keine Lösung ist, erfolgt schnell; das Thema ist kein überdauerndes; die Stimmung wandelt sich zu Hoffnungslosigkeit und mündet womöglich in selbstverletzende Handlungen.

Manchmal lässt sich diese Stimmung jedoch kaum verändern, es bleibt vielleicht bei den Worten: »Wenn ich den noch mal treffe, erschlage ich ihn.«

Bestehen seitens der Betreuer und Betreuerinnen Unsicherheiten darüber, ob diese Drohungen in die Tat umgesetzt werden könnten, müssen andere

Dienste hinzugezogen werden. Eine Zwangseinweisung kann nicht in jedem Fall vermieden werden.

Zwangseinweisungen

Die Zwangseinweisung ist, ob nun aus Selbst- oder Fremdgefährdung, für die Bewohner und Bewohnerinnen eine gewaltvolle Situation und sie kann (re)traumatisierend wirken. Bewohner sollten mit den Gefühlen der Angst und Ohnmacht nicht allein gelassen werden, der tatsächlich angewendete Zwang muss so gering wie möglich gehalten, ein Aufmarsch von Feuerwehr, Polizei und Notarzt wenn möglich vermieden werden. Abgesehen von der dadurch vergrößerten Ohnmacht des Betroffenen wird das anschließende Zurückkehren in die eigene Wohnung nicht einfacher, wenn die gesamte Nachbarschaft dieser Demütigung beiwohnte.

Bewohner machen meistens, und in gewisser Hinsicht mit Recht, die Betreuer dafür verantwortlich, wenn eine Zwangseinweisung eingeleitet wurde, denn sie hätten ja nicht den Arzt, die Polizei oder den Krisendienst rufen müssen! Betreuer sind zwar nicht juristisch, sie fühlen sich jedoch moralisch verantwortlich für das Geschehen. Dies kann dazu führen, dass beide, »um der nun wieder guten Betreuungsbeziehung nicht zu schaden«, dieses Thema vermeiden. Dieses Verhalten entlastet jedoch weder Betreuer noch Bewohner. Eine Nachbesprechung ist wichtig. Nur so kann erklärt werden, warum die Zwangsmaßnahme aus Sicht des Betreuers notwendig war, der Bewohner kann seine Sicht darstellen und beide können sich hoffentlich auf ein besseres Vorgehen in der Zukunft einigen.

MERKE → Zwangseinweisungen sollten nur als wirklich letzte Möglichkeit ergriffen werden, um Menschen zu schützen. Die Betreuer können dafür sorgen, dass die dabei angewendete Gewalt auf das kleinste Maß beschränkt bleibt und der Eingriff in die Freiheitsrechte immer erklärt und besprochen wird.

Teamarbeit und Kooperation

Das Betreuungsteam

Menschen, die allein in ihrem Alltag nicht klarkommen, die Hilfen und Unterstützung benötigen, können nicht von einzelnen Professionellen begleitet werden. Betreuende haben nur eine bestimmte Wochenarbeitszeit zur Verfügung, machen Urlaub, gehen zu Fortbildungen und werden auch mal krank.

Von diesen Bedingungen dürfen die Hilfen zur Alltagsbewältigung nicht abhängig sein. An der Betreuung Einzelner sind folglich schon aus ganz praktischen, organisatorischen Gründen mehrere Menschen beteiligt.

Noch viel wesentlicher ist, dass einzelne Personen immer nur einen Teil eines anderen Menschen wahrnehmen, sich in ihrer Begegnung nur ein Ausschnitt dessen ereignet, was möglich ist, dass auch Betreuungspersonen Situationen nur aus ihrer Perspektive, mit ihrer Geschichte und aus ihrer beruflichen Erfahrung heraus beurteilen und sich auch mal verwickeln, verrennen und irren können – das gehört schließlich zum Leben.

Gleichzeitig verantworten wir in der ambulanten Betreuung Entscheidungen, die mit Risiken verbunden sind: Ich muss und will darauf vertrauen, dass der Bewohner sich an die gemeinsame Absprache hält und sich nicht umbringt, oder dass er anruft oder den Krisendienst holt, wenn die Absprache nicht einzuhalten ist. Trotzdem: Wir gehen abends mit dem Bewusstsein eines Restrisikos nach Hause. In stationären Einrichtungen würde jetzt jemand anderes den Dienst übernehmen, wäre im Notfall anwesend, trüge der Arzt die Verantwortung.

Um jemanden zu unterstützen, benötigen wir Kolleginnen und Kollegen, die andere Blickwinkel, andere Geschichten und Interessen, andere Gedanken und Ideen einbringen, die unsere Entscheidungen überprüfen, aber auch mittragen. Wir müssen uns also untereinander austauschen. Im Betreuungsalltag geht es nicht in erster Linie um den Austausch von Fachwissen, sondern um das Zusammentragen verschiedener Erlebnisse, Eindrücke, Einschätzungen und möglicher Arbeitsansätze. Erst daraus entwickeln sich Pläne und erst dadurch bekommen einzelne Handlungen Substanz.

Organisatorisch lässt sich ein Rahmen, in dem dies möglich ist, umsetzen, indem Arbeitsgruppen gebildet werden, die gemeinsam für mehrere Bewohner zuständig sind und die Verantwortung dafür auch gemeinsam übernehmen. Die einzelnen Betreuer sind dann nicht für zehn Personen zuständig, sondern ein Team übernimmt gemeinsam die Betreuungsarbeit mit beispielsweise dreißig Personen.

Dieser Teamgedanke lässt nicht zu, die Arbeitsaufgaben angepasst an die jeweiligen Berufsgruppen zu verteilen. Die Betreuung lässt sich im Alltag nicht aufsplitten in ergotherapeutisches Kochen oder Herstellen von Weihnachtsdekoration, in sozialpädagogische Beratung in sozialrechtlichen Belangen, psychologische Gespräche rund ums Thema Selbstwertgefühl oder pflegerische Medikamentenvergabe und Unterstützung bei der Körperpflege. Der Alltag der Bewohner und Bewohnerinnen lässt sich auf diese Weise nicht strukturieren, ohne künstlich zu werden, vieles muss eben dann erledigt werden, wenn es »üblicherweise« ansteht.

Dadurch, dass sich die Berufsbilder überschneiden, ist es nicht allzu schwer und in der ambulanten Arbeit schlicht notwendig, voneinander zu lernen und gemeinsam eine Identität zum Beispiel als »psychosoziale Alltagsbegleitung« zu entwickeln.

Die Vorteile für die Bewohner sind:

- Sie haben auch zu Urlaubszeiten Betreuer, die sie kennen.
- Sie sind weniger abhängig von Einzelnen.
- Sie profitieren von verschiedenen Lebenserfahrungen, von Fachwissen und Spezialisierungen.
- Sie haben in einem gewissen arbeitszeitlich realisierbaren Rahmen

Wahlmöglichkeiten und können entscheiden, mit wem sie bestimmte Themen ansprechen oder von wem welche Unterstützung geleistet werden soll. Dies muss einem System von (Haupt-)Bezugsbetreuern nicht widersprechen.

- Das Wissen über die Betreuung durch ein Team verdeutlicht ihnen, dass es sich um professionelle Hilfen handelt, auch wenn die Betreuung in den Privaträumen stattfindet. Die Betreuungsbeziehung kann dadurch zugewandter und freundschaftlicher gestaltet sein, ohne die Grenzen zu privaten Beziehungen zu sehr zu verwischen.
- Trotz des möglichen Ausscheidens einzelner Betreuer aus dem Team ist eine gewisse personelle Betreuungskontinuität gewährleistet.

Die Bewohnerinnen und Bewohner sollten das System kennen und darin einwilligen, dass die verschiedenen Teambeteiligten sich untereinander besprechen, ihre Erfahrungen austauschen. Nur dann kann sich das Potenzial der verschiedenen Betreuer entfalten und genutzt werden.

→ **Betreuungserfolg, Seite 132**

Teams haben eine ihnen jeweils eigene Entwicklungsgeschichte und Dynamik, die abhängig ist von den einzelnen Teilnehmern, von der sie umgebenden Organisation und von ihren Aufgaben.

Zufrieden stellende, erfolgreiche Teamarbeit benötigt:

- eine gemeinsame Idee, Philosophie, Vision,
- Klarheit und eine relative Autonomie bezüglich der gemeinsamen Aufgabe,
- Kommunikationszeiten und -orte,
- Engagement und gegenseitige Unterstützung,
- gegenseitiges Interesse, Vertrauen und Akzeptanz,
- die Übernahme von Verantwortung,
- konstruktive Konkurrenz,
- sachliche und emotionale Offenheit,
- konstruktive Unzufriedenheit,
- Dynamik und Effizienz sowie

- die Überzeugung: »Gemeinsam sind wir stärker/besser«.

Die meisten Bedingungen gelten auch für »locker« zusammenarbeitende Teams, die vielleicht entsprechend den Berufsrollen die Aufgaben verteilt haben und sich regelmäßig zum gemeinsamen Austauschen und Planen treffen oder auch für gemeindeorientierte Kooperationstreffen.

Ist das Teamklima von der genannten kooperativen Haltung geprägt, müssen auch unterschiedliche Erfahrungen mit den Bewohnern nicht zu den berühmten Teamspaltungen führen. Eine Integration der Sichtweisen und Erfahrungen auf dieser Ebene kann die Integration verschiedener Persönlichkeitsanteile der Bewohner fördern und die unterschiedlichen Lebensbereiche, in denen ein zufriedeneres Leben stattfindet, zusammenführen. Das Team kann ein »Seismograf« sein und hat Vorbildcharakter für die Synthese von scheinbar Widersprüchlichem. Grundvoraussetzung ist die wechselseitige Anerkennung der jeweiligen Arbeit.

Netzwerke und Kooperationsstrukturen entwickeln

Wird im gemeindepsychiatrischen Verbund personenzentriert gearbeitet, dann bilden sich rund um die einzelnen Bewohner unterschiedliche Netzwerke, die sich im Betreuungsverlauf zusätzlich verändern können. Zu Anfang einer Betreuung kommt beispielsweise ein Bewohner aus einem Übergangswohnheim. Nun nutzt er die Klinik, die Tagesstätte und das betreute Wohnen. Die erste Kooperationsrunde sollte dann auch aus Mitarbeiterinnen dieser Einrichtungen zusammengesetzt sein. Im weiteren Verlauf »verschwindet« das Übergangswohnheim und Vertreter eines Beschäftigungsträgers kommen vielleicht hinzu. Das Case-Management wird dabei meist unausgesprochen von jenen professionellen Begleitern übernommen, die die meiste Zeit mit dem Bewohner zusammenarbeiten, und parallel dazu häufig von den ärztlichen Kollegen und Kolleginnen. Das macht insofern Probleme, als dass das klinische Personal und die niedergelassenen Psychiater wenig Zeit für Kooperationsrunden haben, schlimmstenfalls existieren so verschiedene Pläne nebeneinander, die nur einmal jährlich bei der offiziellen Begutachtung und Hilfeplanerstellung bekannt werden und dann mühsam koordiniert werden müssen.

Die Wohnbetreuer sind oft in der Rolle, zwischen medizinischen und anderen sozialen Diensten zu vermitteln: Sie setzen sich mit Bewohnern und deren Psychiatern, dem Sozialpsychiatrischen Dienst, den in der Tagesstätte Tätigen etc. in kleinen Gesprächsrunden zusammen und müssen die jeweiligen Ergebnisse weitertragen. Die »Botentätigkeit« der Betreuer ist selbstverständlich ebenfalls begrenzt und Absprachen zwischen Ärztinnen und Psychotherapeuten werden tendenziell leicht ohne die »sozialen Betreuer« getroffen. Dass Einschätzungen, die aus dem jeweiligen Lebensfeld direkt gewonnen sind, mindestens von ergänzender Wichtigkeit sein könnten, wird vielfach nicht gesehen. Die Existenz von Wohnbetreuerinnen fällt dem medizinisch-psychologischem Personal allerdings sofort wieder ein, wenn sie »ihre Patienten« in einer Krise verabschieden müssen und diese nicht allein gelassen wissen wollen.

Aber auch auf der »sozialen« Seite des gemeindepsychiatrischen Verbundes (Tagesstätte, Beschäftigungsträger, Beratungsstellen) finden informelle Kooperationen statt, die schlecht dokumentiert und weitergeleitet werden – von überinstitutioneller Teambildung kann (noch) keine Rede sein.

Auf Grund dieser Erfahrungen ist eine geregeltere, personenzentrierte Kooperation eine insgesamt zu begrüßende Perspektive – wenn sie trotz Kostenreduzierung und dem daraus resultierenden, sich weiter verschärfenden Zeitmangel umgesetzt werden kann.

Netzwerke lassen sich im Stadtteil auch außerhalb des sozialpsychiatrischen Verbundes entwickeln, in diese sind dann etwa einzelne Arbeitgeber und Vermieter, Kirchengemeinden, Sportvereine, kulturelle Projekte und allgemeine soziale Einrichtungen etc. einbezogen.

Solche Kooperationen beginnen manchmal auf Grund der persönlichen Aktivitäten der Betreuer: Jemand ist Mitglied in einem Sportverein und initiiert dort ein neues Angebot, ein anderer kennt den Pfarrer oder Kirchenvorstand und erwirkt die Genehmigung, Gemeinderäume zu nutzen. Mit der Zeit können diese Kontakte von einzelnen Betreuern unabhängiger werden und zum festen Bestandteil eines Netzwerkes werden, das sich rund um einen Betreuungsträger bildet.

Was ist ein Betreuungserfolg?

Eine zufrieden stellende Bewältigung des Alltags ist der Gegenstand des Arbeitsbündnisses zwischen den Bewohnern und Betreuenden, darauf müssen sich alle Arbeitshandlungen beziehen. Die Beziehungsarbeit durchzieht und verbindet die im Vordergrund stehenden verschiedenen praktischen Tätigkeiten der Betreuung: alltagspraktische Hilfen, sozialanwaltliche Tätigkeiten, beratende Gespräche, Gruppenangebote sowie die Kooperation mit anderen Diensten und Einrichtungen.

Erfolge im betreuten Wohnen orientieren sich einerseits an einer verstärkten Selbstständigkeit und andererseits an der größtmöglichen Integration in den Stadtteil. Beides kann konkretisiert werden als zunehmende Nutzung von nichtpsychiatrischen Hilfen und Angeboten.

Selbstständigkeit beinhaltet allerdings auch andere subjektive wie objektive Faktoren. Die Betreuten müssen sich fragen: Wie zufrieden bin ich mit meiner Lebensform? Habe ich (dauerhafte) Kontakte oder fühle ich mich ausgegrenzt und einsam? Habe ich ständig zwischenmenschliche Konflikte? Wohin könnten meine Aktivitäten noch führen? Werden meine Entscheidungen in der Betreuungskooperation berücksichtigt? Wie viel Raum habe ich für eigene Entscheidungen und für meine Lebensgestaltung? Fühle ich mich über- oder unterfordert?

So kann zwar beispielsweise das Leben in der eigenen Familie positiv im Sinne der Nutzung von nichtpsychiatrischen Hilfen verstanden werden, im Einzelfall kann das jedoch auch einen sehr geringen Entscheidungs- und Gestaltungsspielraum beinhalten. Eine Rechtsbetreuung im Bereich der Finanzen kann einschränkend sein oder aber endlich Entlastung bedeuten und Freiräume schaffen. Erfolgskriterien können zwar gefunden werden, verschiedene Bereiche müssen jedoch immer in einem Zusammenspiel gesehen werden und subjektive Faktoren darin ihren Platz haben.

»Klassische«, objektive Indikatoren für Betreuungserfolge sind:

- in Häufigkeit und/oder zeitlicher Dauer abnehmende Klinikaufenthalte,
- Verringerung bzw. Beendigung von Zwangsmaßnahmen,
- weniger Einschränkungen der bürgerlichen Rechte, Abbau von Rechtsbetreuungen,
- die Aufnahme von Arbeit oder Beschäftigung,
- Reduzierung des Betreuungsschlüssels und damit der Betreuungszeiten.

Nicht in Zahlen auszudrücken, deshalb jedoch nicht weniger relevant sind meines Erachtens folgende Erfolgsindikatoren:

- die Verringerung des persönlich empfundenen Leids,
- Vergrößerung des »Aktionsradius« und der individuellen Aktivitäten,
- genauere Kenntnis der persönlichen Befindlichkeit und erweiterte Fähigkeit, diese zu verbalisieren,
- eine verbesserte Selbstsorge, weniger selbstschädigendes Verhalten,
- Erweiterung und/oder Vertiefung der sozialen Kontakte,
- selbstbewussterer, selbstverantwortlicher Umgang mit der Medikation,
- aktivere und bewusstere (Mit-)Gestaltung der Betreuung,
- die Steigerung der Lebenszufriedenheit allgemein.

Nach diesen Punkten lässt sich fragen und man sollte sie sich auf jeden Fall von den Bewohnern beantworten lassen. Möglicherweise erhöhen die Ergebnisse solcher Umfragen, wider Erwarten, die Arbeitszufriedenheit der Betreuer und Betreuerinnen. Sie können womöglich feststellen, dass die Bewohner realistischer sind als sie selbst, zumindest was die Erreichung von Betreuungszielen betrifft. Aus der vermutlich ebenfalls geäußerten Kritik kann gelernt werden für die nächsten großen und kleinen Schritte.

Denn die Erde ist »ein goldener Stern«!

Soziales Integriertsein, sich also zugehörig und angenommen zu fühlen, trägt wesentlich zur psychischen Stabilität bei. Menschen, die längerfristig psychisch leiden, fühlen sich eher unverstanden, allein gelassen, einsam, ausgegrenzt und wertlos – und häufig haben sie dazu auch allen Grund. Oftmals wenden sie sich dann selbst von anderen ab. Sie können nicht glauben, dass sich mal eine Beziehung anders entwickelt – es sei denn durch Zauberei. Alltägliche Begegnungen werden für alle Beteiligten schwierig, missverständlich, anstrengend.

Ich hoffe, dass in diesem kleinen Buch deutlich wurde, dass Betreuung zuallererst und wesentlich eine zwischenmenschliche Begegnung darstellt. Es ist unsere Aufgabe, diese im stetigen Dialog mit den Bewohnern und Bewohnerinnen so zu gestalten, dass das Selbstwertgefühl dieser psychiatrisierten Menschen wieder steigen kann, damit die unterschiedlichsten Ängste und Unsicherheiten einer selbstständigeren und zufriedeneren Lebensgestaltung weniger im Wege stehen.

Gute Beziehungen fördern persönliche Stabilität. Dafür sind Menschen nötig, um jene Aktivitäten in Angriff zu nehmen, die eine befriedigendere Lebensführung gestatten und gesellschaftliche Teilhabe (wieder) ermöglichen – auch wenn dies nicht immer auf die Art und Weise geschieht, wie wir uns das vorstellen:

Mein Dialogpartner aus dem Eingangskapitel, »der Seefahrer im Garten«, ließ sich zum Beispiel nicht bewegen, einer Beschäftigung nachzugehen. Die Gartenarbeit war nicht »seine«. Das »Interesse an Elektronik und Radartechnik« ließ sich weder mit Besuchen im Hafen oder im Schifffahrtsmuseum konkretisieren noch durch die Beschäftigung mit Elektronik-Baukästen ausbauen. Angebotene Arbeitsmöglichkeiten im technischen Bereich lehnte er ab, er wollte entgegen all unseren Bemühungen einfach lieber Tee trinken und rauchen. Außerdem sei er seit seinem Unfall, damals am Bosporus, krank und habe sich dies verdient, nachdem er die halbe Stadt mit aufgebaut habe: Die Stahlverarbeitung gäbe es schließlich nur, weil er Kohlen aus England geholt, den Marktplatz nur, weil er die Pflastersteine zum Rathausplatz gefahren habe usw.

Für viele war er ein unbequemer Mensch, der in der Praxis des Psychiaters lauthals schimpfte, die Medikamente nicht nehmen wollte und dann handgreiflich wurde, wenn er sich angegriffen fühlte. Das tat er besonders leicht, wenn es sich um ausländisch aussehende, obdachlose oder alkoholisierte Menschen handelte. Zu entsprechenden Zeiten kam die Sorge hinzu, wohin sich sein freundliches Zugehen auf Kinder entwickeln könnte – ganz abgesehen davon, dass die Kinder ängstlich reagierten, wenn ein stets angetrunken wirkender Mann sie unvermittelt ansprach.

Im Stadtteil eroberte er sich jedoch seine Freiräume: Wenn die Tagesstätte schloss, ging er in eine nahe gelegene Kneipe und trank Tee; beim Kioskbesitzer hatte er bis zum nächsten Monat Kredit; Nachbarinnen brachten manchmal leckeren Eintopf oder Kleidung – er wirkte nämlich immer ungepflegt und wesentlich ärmer, als er war.

Wir konnten im Grunde nur die Basisversorgung sichern: Erhalt des Wohngemeinschaftsplatzes, Geldeinteilung, ärztliche Versorgung, Körper- und Kleiderpflege, die ungeliebte Medikamentenkontrolle. Und selbst dies ließ er häufig nur dann zu, wenn er spürte, dass wir ihn mochten, auch wenn es manchmal nicht zum Aushalten war.

Frauen schienen für ihn Putzfrauen, Hafenprostituierte und machtlose, aber bewundernswerte Mütter zu sein. In dieses Bild passten wir Betreuerinnen nur schlecht. Er erkundigte sich häufig nach dem Wohlergehen unserer Kinder, und wir traten so wohl in Kontakt zu seiner eigenen Sehnsucht nach einer beschützenden mütterlichen Person. Wenn er von seiner entsetzlichen Kindheit berichtete, erklärten sich viele seiner Verhaltensweisen, spätestens dann wurde deutlich, wie bewundernswert es war, dass er dennoch intelligent, witzig, optimistisch und warmherzig sein konnte.

Zur Begrüßung, zum Abschied oder auch wenn er unbequeme Gespräche abbrechen wollte, sagte er meist: »Die Erde ist ein goldener Stern!« Bei uns bürgerte es sich ein, darauf, je nach Situation lachend oder auch ärgerlich, zu antworten: »Nein, die Erde ist ein blauer Planet!«

Selbst wenn ich versuchte, ihn damit »auf den Teppich zu holen«, blieb ein Lächeln in meinen Gedanken, und ich war mir sicher: Dieses Lächeln hatten wir gemeinsam.

MERKE → Manchmal ist die Erde eben doch »ein goldener Stern«.

Glossar

Alltagsorientierung: Am Alltag orientiert zu sein heißt, die vermeintlich kleinen, unscheinbaren Aufgaben des Lebens, die objektiven Strukturen, wiederkehrenden Anforderungen und die subjektiven Verständnis- und Bewältigungsmechanismen ins Zentrum der professionellen Aufmerksamkeit zu stellen.

Empowerment: Mit Empowerment bezeichnet man Strategien und Maßnahmen, die geeignet sind, das Maß an Selbstbestimmung und Autonomie im Leben der Menschen zu erhöhen und sie in die Lage zu versetzen, ihre Belange (wieder) eigenmächtig, selbstverantwortet und selbstbestimmt zu vertreten und zu gestalten. Empowerment bezeichnet dabei sowohl den Prozess der Selbstbemächtigung als auch die professionelle Unterstützung der Menschen, ihre Gestaltungsspielräume und Ressourcen wahrzunehmen und zu nutzen.

Lebenswelt: Nach J. Habermas ist der Begriff »Lebenswelt« keine Zustandsbeschreibung, sondern ein Prozess, in dem sich menschliche Handlungen vollziehen. Er umfasst drei für die zwischenmenschliche Verständigung wichtige Bereiche: Erstens beinhaltet er das Vorhandensein des (ganzen) kulturellen Wissens, das Voraussetzung für kommunikative Interaktion ist. Zweitens bezeichnet er den Raum, in dem sich soziale Integration vollzieht, die aus der gemeinsamen Verständigung heraus möglich wird. Und drittens verweist er auf ein soziales Klima, das die Voraussetzungen für personale Identitätsbildung zur Verfügung stellt.

Salutogenese: Salutogenetische Konzepte beschäftigen sich mit der Entstehung und Erhaltung von Gesundheit, die nicht als Zustand, sondern als Prozess verstanden wird. Der Medizinsoziologe Aaron Antonovsky prägte diesen Begriff im Gegensatz zur Pathogenese.

Stigmatisierung: Ist die Zuschreibung negativer Eigenschaften, die bei den betroffenen Menschen zu einer Diskriminierung, schlimmstenfalls zu einem Ausschluss aus einer Gruppe bzw. Gesellschaft führen. Ein stigmatisierter Mensch ist diesem Prozess meistens hilflos ausgeliefert und wird die ihm zugeschriebene negative Bewertung im Normalfall allmählich verinnerlichen (Goffmann). Dies hat zur Folge, dass der Betroffene sich selbst als defizitär erlebt.

Rehabilitation: Die Rehabilitation soll chronisch erkrankte Menschen in die Lage versetzen, wieder so selbstständig wie möglich am Leben in der Gemeinschaft teilnehmen zu können. Unter dem Begriff der Rehabilitation ist somit die Summe aller konkreten Maßnahmen zu verstehen, die geeignet sind, Menschen im persönlichen, beruflichen sowie sozialen Umfeld bestenfalls wieder auf den Platz zu stellen, den sie vor ihrer Erkrankung eingenommen haben.

Ressourcen: Als Ressourcen werden in diesem Zusammenhang individuelle Lösungskompetenzen, Stärken und Energiequellen sowie gesellschaftliche Mittel und die sozialen Unterstützungsmöglichkeiten bezeichnet, die helfen können, individuell gesteckte Ziele zu erreichen.

Vulnerabilität: Genetisch oder psychosozial bedingte »Verletzlichkeit«, die psychische Erkrankungen begünstigen kann.

Literatur

AMERING, M.; SCHMOLKE, M. (2007): Recovery. Das Ende der Unheilbarkeit. Bonn.

ANGERMEYER, M.; ZAUMSEIL, M. (Hg.) (1997): Verrückte Entwürfe. Kulturelle und individuelle Verarbeitung psychischen Krankseins. Bonn.

ANKE, M.; BOJACK, B.; KRÄMER, G.; SEISSELBERG, K. (2003): Deeskalationsstrategien in der psychiatrischen Arbeit. Bonn.

ANTONOWSKI, A. (1997): Salutogenese. Tübingen.

BAER, N.; DOMINGO, A.; AMSLER, F. (2003): Diskriminiert. Gespräche mit psychisch kranken Menschen und Angehörigen Zur Qualität des Lebens. Darstellung, Auswertung, Konsequenzen. Bonn.

BLANKE, U. (Hg.) (1996): Der Weg entsteht beim Gehen. Bonn.

BOCK, T. (2004): Lichtjahre – Psychosen ohne Psychiatrie. Bonn.

BOSSHARD, M.; EBERT, U.; LAZARUS, H. (2001): Sozialarbeit und Sozialpädagogik in der Psychiatrie. Bonn.

BRONISCH, T. (Hg.) (2005): Psychotherapie der Suizidalität. Stuttgart.

BRÜGGE, C.; Wildwasser Bielefeld e.V. (Hg.) (1999): Frauen in ver-rückten Lebenswelten. Bern.

DÖRNER, K. (1969): Bürger und Irre. Frankfurt a. M.

DORRMANN, W. (2002): Suizid – Therapeutische Interventionen bei Selbsttötungsabsichten. Stuttgart.

DULZ, B.; SCHNEIDER, A. (1996): Borderline-Störungen: Theorie und Therapie. Stuttgart u.a.

FINZEN, A. (1997): Suizidprophylaxe bei psychischen Störungen. Bonn.

FOUCAULT, M. (1973): Wahnsinn und Gesellschaft. Eine Geschichte des Wahns im Zeitalter der Vernunft. Frankfurt a. M.

GOFFMAN, E. (1972): Asyle. Frankfurt a. M.

GOFFMAN, E. (1976): Stigma. Frankfurt a. M.

HERMAN, J. (2003): Die Narben der Gewalt. Paderborn.

Herringer, N. (2002): Empowerment in der Sozialen Arbeit. Stuttgart.

Knuf, A. (2006): Basiswissen: Empowerment. Bonn.

Krause-Girth, C.; Oppenheimer, Ch. (Hg.) (2004): Lebensqualität und Beziehungen. Geschlechtersensible Betreuung psychisch Kranker. Bonn.

Lütjen, R. (2007): Psychosen verstehen – Modelle der Subjektorientierung und ihre Bedeutung für die Praxis. Bonn.

Mitchell, S. A. (2003): Bindung und Beziehung. Auf dem Weg zu einer relationalen Psychoanalyse. Gießen.

Obert, K. (2001): Alltags- und lebensweltorientierte Ansätze sozialpsychiatrischen Handelns. Bonn.

Prins, S. (Hg.) (2003): Vom Glück. Wege aus psychischen Krisen. Bonn.

Quindel, R. (2004): Zwischen Empowerment und sozialer Kontrolle. Das Selbstverständnis der Professionellen in der Sozialpsychiatrie. Bonn.

Romme, M.; Escher, S. (2002): Stimmenhören akzeptieren. Berlin.

Rosemann, M. (1999): Zimmer mit Aussicht. Betreutes Wohnen bei psychischer Krankheit. Bonn.

Rotelli, F. (2004): Harmful to oneself and others, asylum practices and how to avoid them. Trieste.

Sachsse, U. (1995): Selbstverletzendes Verhalten. Göttingen.

Schneider, D.; Tergeist, G. (Hg.) (1993): Spinnt die Frau? Bonn.

Schoppmann, S. (2003): »Dann habe ich ihr einfach meine Arme hingehalten«. Selbstverletzendes Verhalten aus der Perspektive der Betroffenen. Bern u.a.

Schnyder, U.; Sauvant, J. D. (Hg.) (1993): Krisenintervention in der Psychiatrie. Bern.

Schuntermann, M. F. (2005): Einführung in die ICF. Ausbildungsleitfaden mit Definitionen und Übungen.

Seligman, M. (1979): Erlernte Hilflosigkeit. München u. a.

Siemen, H.-L. (Hg.) (2002): GeWOHNTes Leben. Psychiatrie in der Gemeinde. Neumünster.

Weinmann, S. (2008): Erfolgsmythos Psychopharmaka. Warum wir Medikamente in der Psychiatrie neu bewerten müssen. Bonn.
Wienberg, G. (1997): Schizophrenie zum Thema machen. Bonn.
Zerchin, S. (2005): Auf der Spur des Morgensterns. Psychose als Selbstfindung. Neumünster.

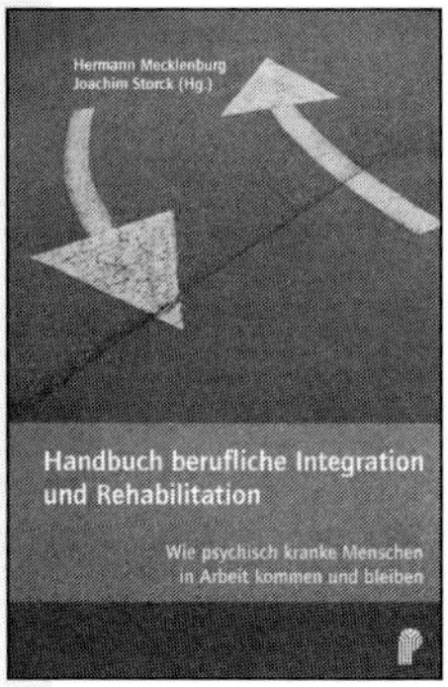

Hermann Mecklenburg, Joachim Storck (Hg.)

Handbuch berufliche Integration und Rehabilitation

Wie psychisch kranke Menschen in Arbeit kommen und bleiben

ISBN 978-3-88414-436-7, 316 Seiten

Das »Handbuch berufliche Integration und Rehabilitation« stellt in konzentrierter und strukturierter Form gängige und neue Wege in bezahlte Arbeit für psychisch kranke Menschen vor. Dabei kann das Buch zum einen als Leitfaden für Neueinsteiger im Bereich der beruflichen Rehabilitation dienen, zum anderen wird es auch für erfahrene Experten durch die Darstellung der Best-Practice-Beispiele und innovativen neuen Modelle eine Bereicherung sein. Nicht zuletzt finden Betriebsärzte und Personalabteilungen in Unternehmen hier einen Überblick über die Probleme und Bedürfnisse psychischer erkrankter Mitarbeiter, die in Arbeit kommen können und wollen.

Die üblichen Rehabilitations-»Ketten« werden vermieden, stattdessen wird gezeigt, wie Profis zusammen mit den Betroffenen herausfinden können, was aktuell die beste, individuelle Möglichkeit darstellt, um in das Berufsleben zurückkehren zu können oder überhaupt einen Einstieg zu finden.

»Für diese individuellen Wege bietet der Band eine Fülle von Informationen, Beispielen und Anregungen und ist dazu noch verständlich und gut lesbar geschrieben. Urteil: sehr empfehlenswert.« *Dieter Basener* in: Auf Kurs

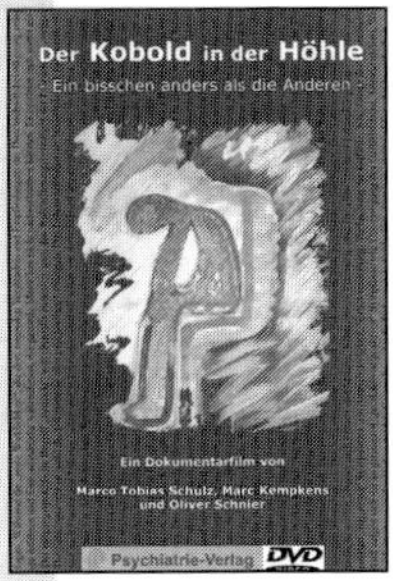

Marco Tobias Schulz, Marc Kempkens und Oliver Schnier

Der Kobold in der Höhle

Dokumentarfilm

ISBN 978-3-88414-451-0, Dauer 45 Min

Ein Dokumentarfilm über psychotisches Erleben und den Alltag in einem Wohnheim

Der 34-jährige Antonio lebt im Dreikönigenhaus, einem Wohnheim für Menschen mit psychischer Erkrankung in Köln-Mülheim. Der Dokumentarfilm zeigt den Alltag von Miza, wie er sich selbst nennt, seinen enormen Glauben an sein Dasein als Künstler, seine Zukunftspläne und die Verarbeitung seiner Vergangenheit: das abgebrochene Studium an der Düsseldorfer Kunstakademie, der Drogenmissbrauch und zwölf Jahre Psychoseerfahrung.

In seinem 12 qm großen Zimmer findet er, meist im Bett liegend, den für ihn nötigen Schutz, um seinen Gedanken freien Lauf zu lassen und stillschweigend nach neuen Inspirationen zu suchen.

Um die Lebens- und Wohnwelt Antonios authentisch darzustellen, zeigen die Filmemacher bewusst nur Antonios eigene Sicht und verzichteten auf Kommentare, Statements oder Interviews von psychiatrisch Tätigen.

So übernimmt Antonio selbst die Führung durch seine fabelhafte Welt und lässt den Zuschauer teilhaben an dem beklemmenden täglichen Kampf, den ihm allein der ganz normale Alltag abverlangt.

»Ich kann mich nicht erinnern, in meinem nun 15jährigen Filmknäckeleben ein so tröstliches und gleichwohl realistisches Porträt eines psychosekranken Menschen aufgespürt zu haben ... Weder Psychose noch Heimalltag werden verklärt; gleichwohl kann der Zuschauer beides gelassen, ohne abwehren zu müssen, betrachten. Logisch also, dass diese DVD schleunigst von allen Institutionen, die den Nachwuchs für das multiprofessionelle Team ausbilden, anzuschaffen ist.« *Ilse Eichenbrenner* in: Soziale Psychiatrie

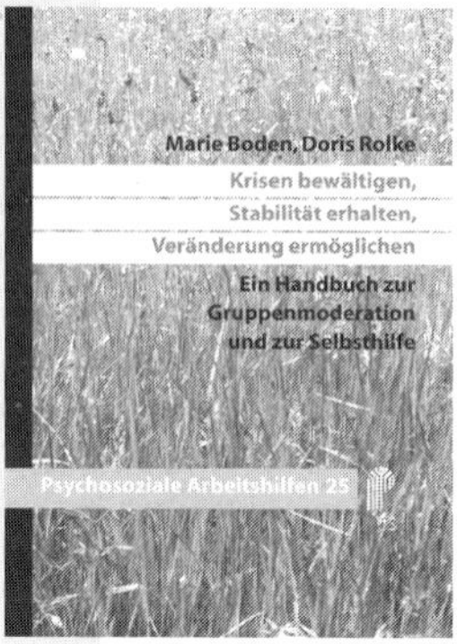

Marie Boden, Doris Rolke

Krisen bewältigen, Stabilität erhalten, Veränderung ermöglichen.

Ein Handbuch zur Gruppenmoderation und zur Selbsthilfe

ISBN 978-3-88414-443-5

200 Seiten + CD

Dieses Handbuch vermittelt Stabilisierungstechniken und gibt Anregungen zur Krisenbewältigung. Das Material ist entwickelt worden für Gruppen im Rahmen der stationären und ambulanten psychiatrischen Behandlung, es kann aber z.B. in Heimen oder auch in der Selbsthilfe zum Einsatz kommen. Theoretische Grundlage ist DBT erweitert um Imaginationsübungen und Elemente der Euthymen Therapie (Genusstherapie).
Das Handbuch enthält detaillierte Anleitungen für die einzelnen Gruppenstunden und Arbeitsblätter zur praktischen Anwendung. Die Themenblöcke – den »goldenen« Mittelweg gehen, Achtsamkeit, die acht Gebote des Genießens, Krise, Stress, radikale Akzeptanz der Realität – können flexibel am jeweiligen Bedarf orientiert eingesetzt werden.

Psychiatrie-Verlag GmbH
Tel. (02 28) 7 25 34-11, Fax (02 28) 7 25 34-20,
E-Mail: verlag@psychiatrie.de, Internet: www.psychiatrie-verlag.de